DR. RACHNA PATEL

Gesund mit CBD-Öl

Das Wundermittel gegen Stress, Schmerzen, Schlafstörungen und mehr

DK

Penguin Random House

DK Indianapolis

Lektorat Mike Sanders, Ann Barton,
Gestaltung, Umschlaggestaltung und Bildredaktion
Lindsay Dobbs, William Thomas

Rezepte Sandra Hinchliffe
Fotos Eric Lubrick
Foodstyling Savannah Norris

Alle Fotos stammen von Eric Lubrick, bis auf das Hanfblatt auf
Cover und Rücken (123RF.com/Oleksandr Boltenkov)

Für die deutsche Ausgabe:
Programmleitung Monika Schlitzer
Redaktionsleitung und Projektbetreuung Anne Heinel
Herstellungsleitung Dorothee Whittaker
Herstellungskoordination Claudia Rode
Herstellung Verena Marquart

Titel der englischen Originalausgabe:
The CBD Oil Solution

Übersetzung Annette Ostlaender
Lektorat Karin Kerber

ISBN 978-3-8310-3892-3

Druck und Bindung Leo Paper Products, China

FSC www.fsc.org
MIX
Papier aus verantwortungsvollen Quellen
FSC® C020056

www.dorlingkindersley.de

Gesund mit CBD-Öl

Für den tollsten Menschen, den ich kenne und der glücklicherweise mein Vater ist.

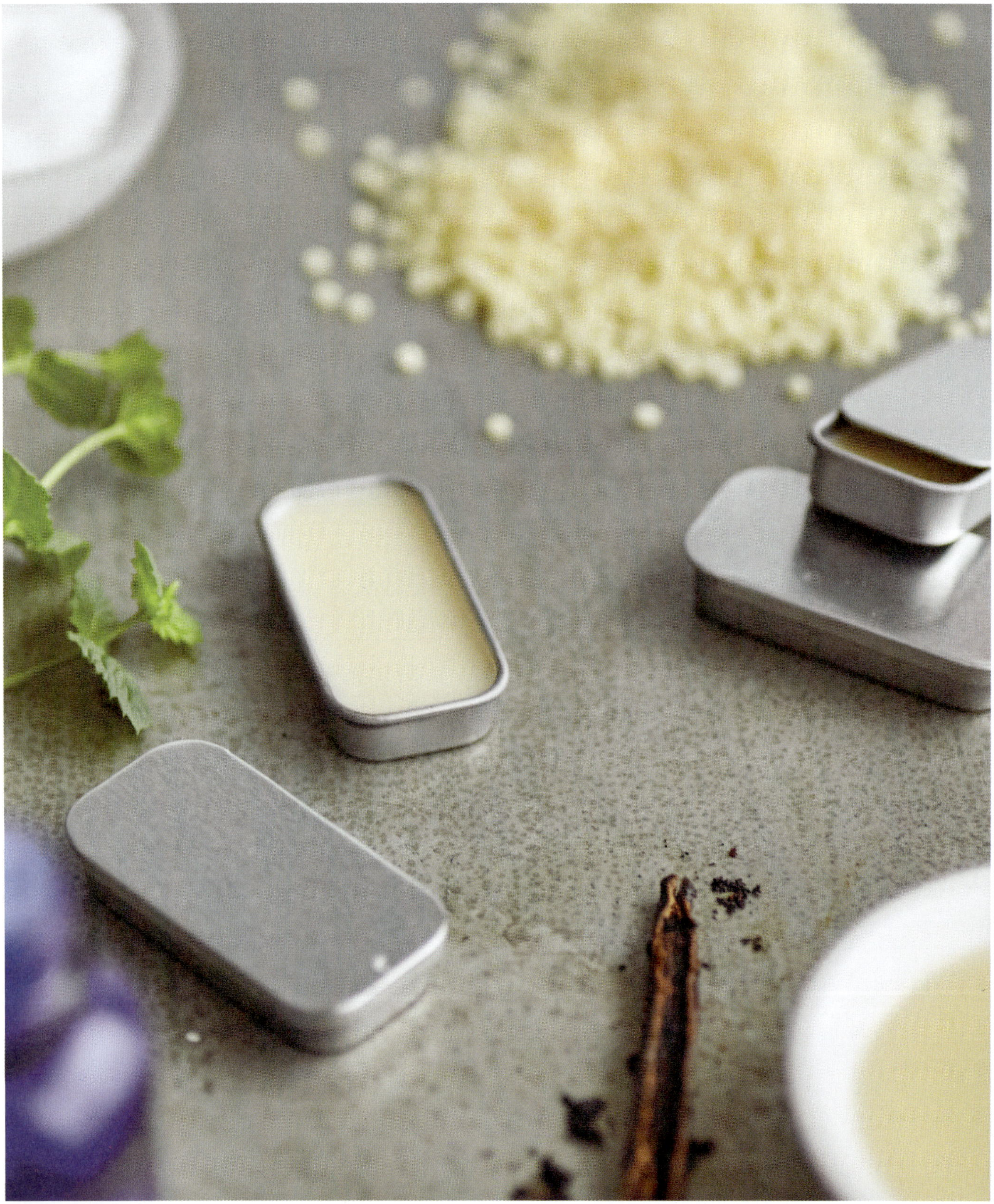

INHALT

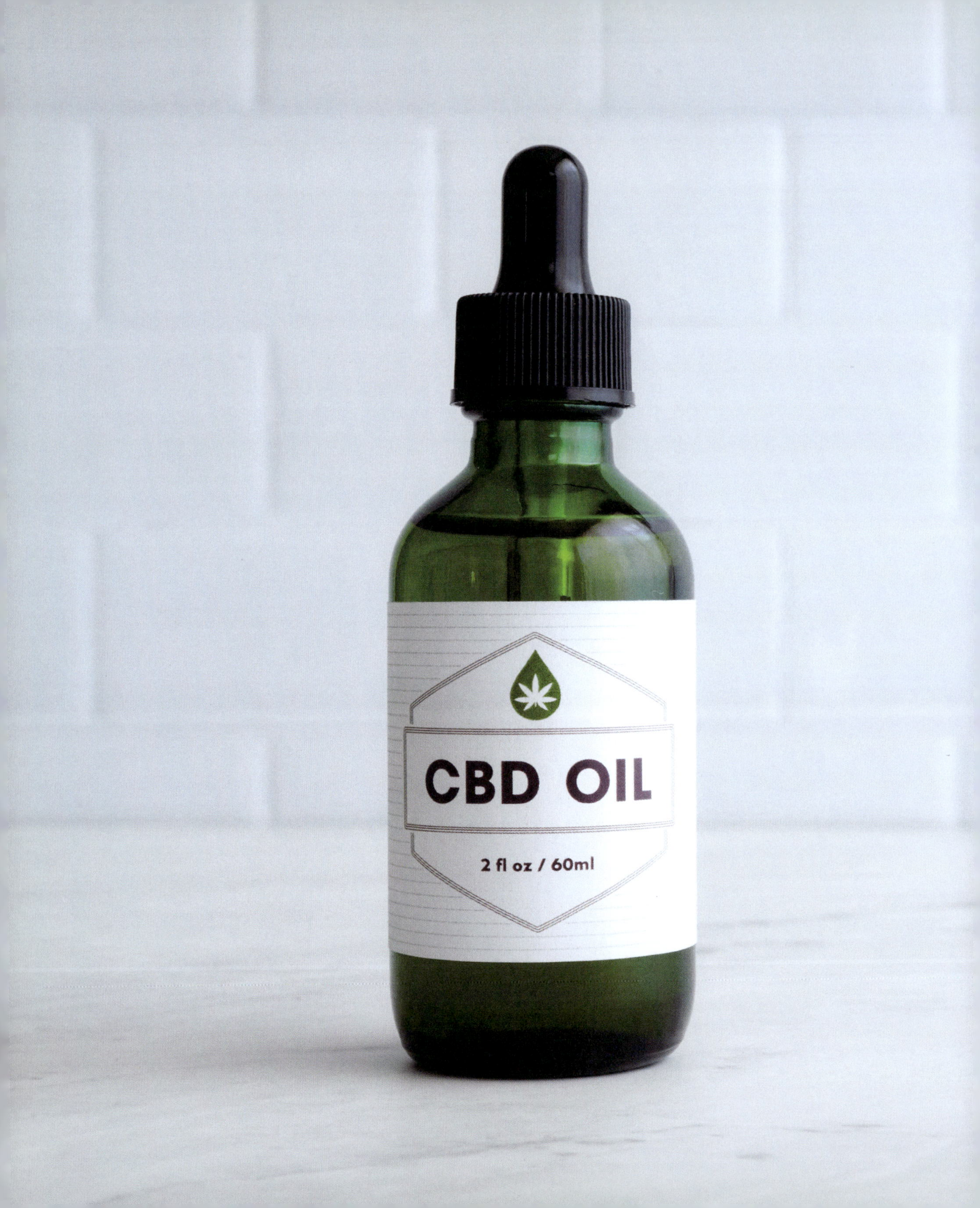
CBD OIL
2 fl oz / 60ml

EINLEITUNG

Hallo, liebe Leser und Leserinnen! Ich möchte mir die Zeit nehmen, Sie persönlich in dieses Buch einzuführen. Mit großer Wahrscheinlichkeit geht es Ihnen nicht wirklich gut. Sie suchen nach einer Lösung für Ihre Schwierigkeiten – seien es nun chronische Schmerzen, Nervosität und Anspannung, Schlaflosigkeit oder andere gesundheitliche Probleme. Sie haben es bereits mit konventionellen Medikamenten versucht, die Ihnen aber nicht geholfen haben. Vielleicht haben Sie sogar schon über medizinisches Cannabis nachgedacht, fürchten aber den Rausch.

Sie haben dieses Buch in der Hoffnung gewählt, mit CBD-Öl die Vorzüge von Cannabis zu erfahren, ohne high zu werden. Nun, es ist genau das richtige Buch für Sie! Hier erfahren Sie alles, was Sie über CBD-Öl wissen müssen: Was es ist, wo man es kauft und wie man es sicher anwendet. Eine Auswahl an Rezepten wird Ihnen dabei helfen, CBD-Öl ganz einfach in Ihren Alltag zu integrieren.

Als Ärztin konnte ich schon vielen Menschen helfen, die unter chronischen Erkrankungen leiden. Darunter waren Patienten, die alle Medikamente abgesetzt haben und ihre Symptome allein mit CBD-Öl in den Griff bekamen. Die Wirkung des CBD-Öls beeinflusste auch andere Bereiche ihres Lebens, wie Arbeit, Beziehungen oder Freizeitgestaltung. Sind die Symptome erst einmal gelindert, bessert sich die Lebensqualität, was zu mehr Liebe, Lachen und Glück führt.

Von solchen Erfolgserlebnissen zu hören, berührt mich immer wieder. Hoffentlich werden die Informationen in diesem Buch für Sie so hilfreich sein wie für meine Patienten. Ich freue mich sehr, dass Sie sich für dieses Buch entschieden haben, und hoffe, Ihnen hiermit helfen zu können.

Voller Dankbarkeit,

Rachna Patel

Dr. Rachna Patel

TEIL 1:
WAS IST CBD-ÖL?

Cannabidiol, abgekürzt CBD, ist eine der vielen chemischen Substanzen der Cannabispflanze. Anders als Tetrahydrocannabinol (THC), der andere berühmt-berüchtigte chemische Bestandteil von Cannabis, hat CBD keine psychoaktive Wirkung. Mit anderen Worten: Es macht nicht high, aber es lindert eine breite Palette an Gesundheitsstörungen, wie chronische Schmerzen, Angstzustände, Schlaflosigkeit und vieles mehr.

CBD wird hauptsächlich als Öl angeboten und ist in dieser Form auch leicht erhältlich. Dabei handelt es sich um einen konzentrierten Auszug aus Pflanzen der Cannabisfamilie, die mehr CBD als THC enthalten.

Obwohl CBD-Öl und andere aus CBD hergestellte Produkte sich immer größerer Beliebtheit und Verbreitung erfreuen, gibt es immer noch viele Missverständnisse und Fehlinformationen darüber, um was es sich bei CBD tatsächlich handelt und wie es angewendet werden sollte. In diesem Kapitel werden wir näher betrachten, was CBD-Öl ist, woher es kommt und wie es hergestellt wird.

WOHER KOMMT CBD?

Cannabidiol (CBD) ist eine von Hunderten chemischer Substanzen, die in Pflanzen der Cannabisfamilie nachgewiesen wurden. Die Hanfpflanze ist sehr vielseitig und vor allem für zwei Dinge bekannt: Den Nutzhanf, oft nur Hanf genannt, und Marihuana, oft nur *Cannabis* genannt. Aus Hanf werden Papier, Textilien und Nahrung wie Proteinpulver und -milch hergestellt. Hanf ist auch Hauptlieferant für CBD, aus dem CBD-Öl und andere CBD-Produkte gewonnen werden. Marihuana wird vor allem zu medizinischen Zwecken oder zum gelegentlichen Konsum hergestellt, kann aber auch zu CBD-Öl verarbeitet werden.

Der größte und wichtigste Unterschied zwischen Hanf und Marihuana ist rechtlicher Natur und zielt auf den THC-Gehalt in der Pflanze ab. Hanf enthält laut Definition weniger als 0,3 Prozent THC, Marihuana deutlich mehr.

CBD (Cannabidiol) und **THC (Tetrahydrocannabinol)** sind zwei aus der Cannabispflanze gewonnene chemische Substanzen, sogenannte Cannabinoide.

Warum 0,3 Prozent? Dies geht auf die willkürliche Entscheidung eines Kanadiers namens Ernest Small zurück, der Cannabispflanzen mit einem THC-Gehalt von unter 0,3 Prozent als Hanf definierte. Seitdem hat sich nichts mehr daran geändert. In Deutschland darf allerdings nur CBD-Öl mit einem THC-Gehalt von unter 0,2 Prozent legal verkauft werden.

Der Großteil der heute auf dem Markt erhältlichen CBD-Öle wird aus Hanf gewonnen, wohingegen aus Marihuana hergestellte CBD-Öle als medizinisches Cannabisöl gelten. Um es kurz zu machen: Alle Cannabispflanzen, also Hanf und Marihuana, enthalten CBD. Allerdings werden die meisten CBD-Produkte aus Hanf gewonnen.

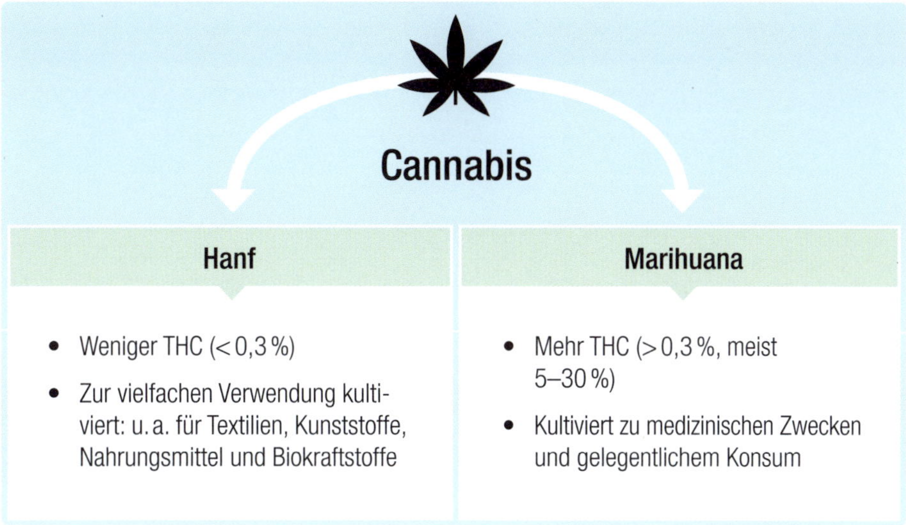

CBD aus Hanf und Marihuana im Vergleich

Sie werden sich nun bestimmt fragen, worin der Unterschied zwischen CBD aus Hanf und CBD aus Marihuana besteht? Nun, CBD ist CBD, ob es nun aus Hanf oder aus Marihuana gewonnen wird. Mit anderen Worten: Aus Hanf generiertes CBD hat dieselbe Molekülstruktur wie aus Marihuana gewonnenes CBD. Ihr Körper kann den Unterschied zwischen beiden nicht erkennen.

Dennoch gibt es einen Unterschied zwischen den beiden CBD-Ölen (oder anderen CBD-Produkten). Das aus Hanf gewonnene Öl enthält weniger THC (weniger als 0,3 Prozent), während der THC-Gehalt des aus Marihuana gewonnenen Öls (manchmal auch als Cannabisöl bezeichnet) höher ist.

Je nach der zu behandelnden Erkrankung kann THC von Vor- oder Nachteil sein. Nach allgemeiner Auffassung liegt der medizinische Nutzen einzig am CBD, doch das ist nicht der Fall. In Wahrheit gibt es Erkrankungen, bei denen CBD hilfreicher ist, und wiederum andere, die durch THC besser behandelt werden können. Andererseits gibt es auch Erkrankungen, bei denen sowohl THC als auch CBD Linderung verschaffen. In Teil 4 dieses Buches erfahren Sie, welche chemische Substanz bei welcher Erkrankung empfehlenswert ist.

MEHR ÜBER CBD UND THC

Wie bereits erwähnt, enthalten Cannabispflanzen verschiedene chemische Substanzen, Cannabinoide, darunter auch CBD und THC, die unterschiedliche Zusammensetzungen aufweisen und anders auf den Körper wirken.

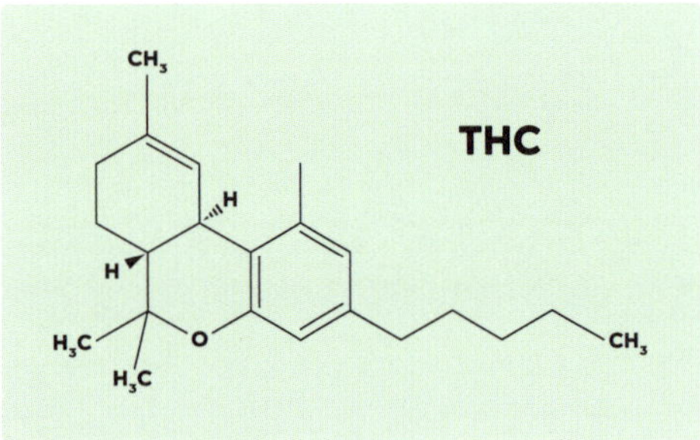

Die Molekülstruktur von THC

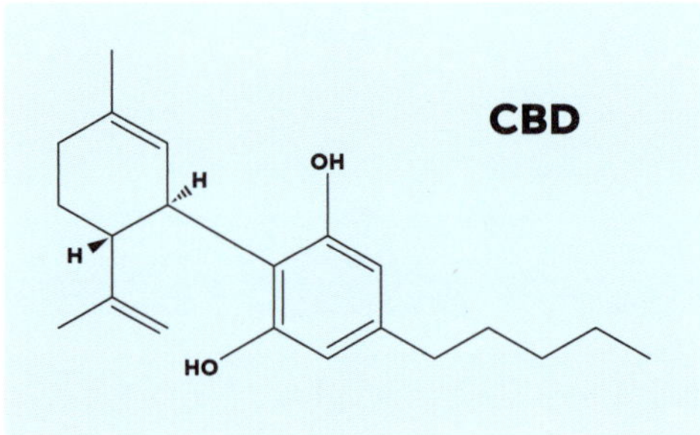

Die Molekülstruktur von CBD

CBD und THC interagieren mit Rezeptoren unseres Endocannabinoid-Systems, das der Regulierung vieler physischer und psychischer Abläufe dient, zu denen Schmerzwahrnehmung, Stimmungslage und Krampfschwelle gehören. Stellen Sie sich das Endocannabinoid-System als eine Sammlung aus Schlössern und Schlüsseln vor. Die Schlösser sitzen an den Zellen und viele Schlüssel schwimmen um sie herum. Die Schlüssel können endogen (vom Körper selbst) produziert oder exogen (etwa durch Medikamenteneinnahme) zugefügt werden.

CBD und THC sind beide exogen zugeführte »Schlüssel«, die an die Cannabinoid-Rezeptoren (»Schlösser«) im Endocannabinoid-System andocken. Ihre Wirkung auf den Körper ist jedoch völlig unterschiedlich. Anders als CBD ist THC psychoaktiv, verursacht also einen Rauschzustand.

Warum macht THC high?

Einfach ausgedrückt dockt THC an den Cannabinoid-Rezeptor 1 (CB-1) im Gehirn an. Wie ein Schlüssel ins Schloss passt THC perfekt in CB-1. In der Folge schüttet das Gehirn Dopamin aus, welches wiederum Stimmung, Bewusstsein und Wahrnehmung beeinflusst. All diese Veränderungen führen zu dem, was wir einen Rausch nennen.

Wenn Sie während Ihrer Studienzeit mit Ihren Freunden ab und zu in irgendeinem Keller Pot geraucht haben, verstehen Sie jetzt, warum Sie damals im Anschluss die Großportion einer Fast-Food-Kette allein verputzten, Ihr Herz raste und Sie sich aus Angst vor einer Alien-Invasion unter dem Tisch versteckten. Das, liebe Leser und Leserinnen, war der durch THC verursachte Rausch.

Doch die Einnahme von THC führt nicht zwangsläufig zu Verfolgungswahn und unstillbaren Heißhungerattacken. Man sollte wissen, dass psychoaktive Wirkungen gewöhnlich nur bei einer Überdosierung von THC auftreten. Bei angemessener Dosierung lassen sie sich vermeiden. Ihr Arzt kann Ihnen helfen, die für Sie geeignete Dosis zu finden, damit Sie nicht high werden.

Warum macht CBD nicht high?

Anders als THC passt CBD nicht in CB-1. Stattdessen verändert es die Form von CB-1, sodass THC gar nicht mehr andocken kann. Aus diesem Grund werden Stimmung, Bewusstsein und Wahrnehmung nicht beeinflusst und es gibt keinen Rausch.

Während CBD das THC an seiner Rauschwirkung hindert, interagiert es mit zahlreichen anderen Rezeptoren im Körper und löst chemische Reaktionen aus, die zu Schmerzlinderung, Ruhe, Entspannung, erholsamem Schlaf und vielen anderen positiven Wirkungen führen.

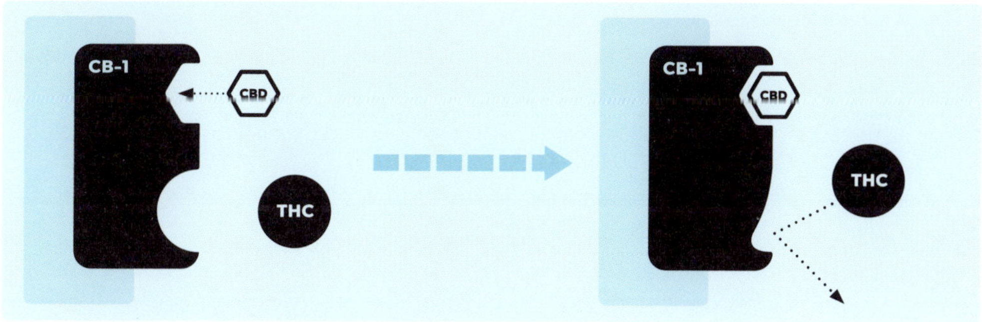

CBD fungiert als allosterischer Hemmstoff, indem es die Form von CB-1 verändert, sodass THC nicht mehr andocken kann.

WIE ENTSTEHT CBD-ÖL?

CBD-Öl in seiner einfachsten Form besteht aus zwei Komponenten, einem Extrakt und einer Trägerflüssigkeit. Der Extrakt sind die chemischen Substanzen, die der Hanfpflanze entnommen und dann konzentriert werden. CBD kann unter Verwendung von Kohlendioxid, Ethanol, Kohlenwasserstoff oder eines Öls extrahiert werden. Die andere Komponente, die Trägerflüssigkeit, ist typischerweise ein Öl. Es hat nur die Aufgabe, die Einnahme von CBD zu erleichtern.

Superkritische Kohlendioxid-Extraktion

Bei Raumtemperatur und normalem Luftdruck ist Kohlendioxid (CO_2) gasförmig, bei höherem Druck und geringeren Temperaturen aber wird es flüssig. Um CBD aus der Hanfpflanze zu extrahieren, wird Pflanzenmaterial mit flüssigem Kohlendioxid gesättigt, bis es abtropft. Die Temperaturen werden erhöht, der Druck gesenkt, und das Kohlendioxid verdampft. Zurück bleibt hochkonzentriertes CBD, das mit einem Trägeröl vermischt wird. Die CO_2-Extraktion gilt als ungiftig und ist die bevorzugte Extraktionsmethode in der Hanfindustrie.

Ethanol-Extraktion

Das Wort *Ethanol* mag Ihnen vielleicht nichts sagen, doch klingelt es bei dem Wort *Alkohol*? Ja, genau – Alkohol, auch als *Ethanol* bekannt, dient der Herstellung von CBD-Öl. Hierbei wird Ethanol über die Hanfpflanzen gegossen. Der Hanf zieht mehrere Stunden bis einige Tage im Ethanol. Anschließend wird die Mischung gefiltert und zurückbleibt mit CBD gesättigtes Ethanol. Dieses wird erhitzt, bis das Ethanol verdampft. Es verbleibt hochkonzentriertes CBD, das mit einem Trägeröl zu CBD-Öl vermischt wird.

Ethanol ist allgemein als sicher angesehen und ein aktiver Bestandteil einiger Desinfektionsmittel und -tücher. Es tötet die meisten Bakterien, Pilze und viele Viren ab, ein wichtiger Faktor für Menschen mit einem geschwächten Immunsystem. Allerdings extrahiert Ethanol auch Chlorophyll, weshalb CBD-Öl auf Ethanolbasis wie frisch gemähtes Gras schmecken kann.

Kohlenwasserstoff-Extraktion

Kohlenwasserstoff ist die chemische Verbindung aus Kohlenstoff und Wasserstoff. Die gebräuchlichsten Kohlenwasserstoffe, um CBD aus Hanf zu extrahieren, sind Butan, Propan, Hexan und Naphtha (Rohbenzin). Für diesen Prozess strömt der Kohlenwasserstoff durch das Pflanzenmaterial und zieht das CBD heraus. Lösungsmittelrückstände werden anschließend durch Hitze und Vakuumverfahren entfernt. Durch die Hitze verdampft der Kohlenwasserstoff und durch das Vakuum wird das Gas abgesaugt (das ist die sogenannte chemische Reinigung). Zurückbleibt hochkonzentriertes CBD. Der Extrakt kann nun mit einem Trägeröl zu CBD-Öl vermischt werden.

Nicht jeder CBD-Extrakt wird chemisch gereinigt, und bei einer ungenügenden Reinigung können Spuren von Kohlenwasserstoff verbleiben. Doch auch bei einer sorgfältigen chemischen Reinigung ist es schwierig, die Kohlenwasserstoffe vollständig aus den Hanfextrakten zu lösen. Mögliche Kohlenwasserstoffrückstände bergen jedoch gesundheitliche Risiken. Daher ist dieses Verfahren weniger wünschenswert als eine Kohlendioxid- oder Ethanol-Extraktion.

Öl-Extraktion

Bei dieser Methode wird das CBD unter Verwendung von Öl extrahiert. Meist wird Olivenöl, Traubenkernöl oder Öl aus mittelkettigen Triglyzeriden (MCT) für die Herstellung von CBD-Öl verwendet. (MCT-Öl wird durch Isolierung mittelkettiger Fettsäuren aus Kokosöl gewonnen und ist meist geschmacks- und geruchsneutral.)

Um das CBD im Öl zu lösen, wird ein Glasgefäß mit dem Hanfpflanzenmaterial und Öl im heißen Wasserbad erhitzt. Dann wird die Mischung abgekühlt und gefiltert. Das CBD-Öl ist fertig.

Der Nachteil dieser Öl-Extraktion ist, dass das Öl nicht konzentriert werden kann. Die Patienten benötigen also für die gleiche medizinische Wirkung mehr CBD-Öl als bei den Ölen der anderen Extraktionsmethoden.

CBD FRÜHER ...

Der medizinische Nutzen der Cannabispflanze ist schon von alters her bekannt. In aller Welt – von China über Indien bis nach Ägypten – wurde sie gegen Schlaflosigkeit, Kopfschmerzen, Magen-Darm-Erkrankungen, Wehen, Menstruationsschmerzen, neurologische Beschwerden und vieles mehr eingesetzt.

Auch in Deutschland haben Ärzte noch im 19. Jahrhundert Cannabis als Schmerzmittel verwendet. Erst auf der ersten Internationalen Opiumkonferenz von 1912 ging ein Antrag ein, der den Handel mit Cannabis eindämmen sollte. Doch Deutschland schloss sich diesem nicht an und erlaubte Cannabis weiterhin als Medizin. Bei der nächsten Internationalen Opiumkonferenz 1924 in Genf beantragte Ägypten, wo der Konsum von Cannabis weit verbreitet war, ein internationales Cannabisverbot, bei dem einige Länder mitmachten.

Erst vier Jahre später, 1929, wurde Cannabis auch in Deutschland im sogenannten »Opiumgesetz« als strafbar erwähnt. Bis heute hat sich an den Regelungen dieses Gesetzes im Wesentlichen nicht viel verändert. 1972 wurde es durch das neue Betäubungsmittelgesetz ersetzt, in dem Anbau, Handel, Kauf und Besitz von Cannabis nun vollständig verboten wurden.

Bis zum Jahr 2017 blieb auch dieses Gesetz weitestgehend unverändert. Doch in jenem Jahr beschloss der deutsche Bundestag, den Erwerb von Cannabis in einer Apotheke nach ärztlicher Verschreibung nun straffrei zu ermöglichen.

Im Jahr 2018 wurde ein Medikament zugelassen, das aus der Cannabispflanze gewonnene Cannabinoid enthält. Das Medikament mit dem Handelsnamen-Epidiolex wird allgemein – ja, Sie ahnen es schon – als *Cannabidiol* (CBD) bezeichnet, oral verabreicht und bei ernsten Formen der Epilepsie (Lennox-Gastaut-Syndrom, Dravet-Syndrom) eingesetzt.

Diese Zulassung markiert einen wichtigen Meilenstein. Sie legitimierte CBD in der Medizin und ebnete den Weg für weitere Forschungen über Cannabinoide.

… UND IN DER ZUKUNFT

Da der Nutzen von CBD und anderen Cannabinoiden aufgrund neuester Forschungen immer bekannter wird, besteht Hoffnung, den gegenwärtig hohen Konsum von Opioiden künftig einzudämmen. Opioide und Morphine sind Medikamente, die in der Schmerzbehandlung häufig verschrieben werden. Es handelt sich um hochwirksame Schmerzmittel, die aber schnell abhängig machen und zu unerwünschten Nebenwirkungen, wie Übelkeit und Verstopfung, führen können. Bei einer Überdosis können sie tödlich sein. Vor allem in den USA gibt es einen geradezu epidemischen Opioidmissbrauch, Abhängigkeiten und Todesfälle. Doch es ist nicht damit getan, die Verschreibung von Opioiden einzudämmen oder deren Einnahme abzusetzen. Menschen mit chronischen Schmerzen benötigen eine wirksame Alternative zur Schmerzbehandlung. CBD und andere Cannabinoide können Schmerzen lindern, und zwar ohne die gefährlichen Nebenwirkungen von Opioiden.

Untersuchungen zufolge haben Cannabinoide weit weniger Nebenwirkungen als Opioide. Sie sind nicht tödlich und, was viel wichtiger ist, mindestens ebenso wirksam in der Schmerzbehandlung. 2017 wurde eine Studie veröffentlicht, in der 2897 Patienten nach Einnahme von medizinischem Cannabis befragt wurden. 97 Prozent der Patienten gaben an, dass sie die Einnahme von Opioiden bei gleichzeitigem Konsum von Cannabis verringern konnten. 81 Prozent stuften den alleinigen Konsum von Cannabis als wirkungsvoller ein als die Kombination aus Cannabis und Opioiden. Ähnliche Resultate wurden bei Patienten erzielt, deren Medikation nicht auf Opioiden basierte. Insgesamt berichteten alle Befragten übereinstimmend, dass die Wirkung von Cannabis mit der anderer Medikamente vergleichbar war, die Einnahme aber keine Nebenwirkungen verursachte.

Opioide im Vergleich zu Cannabinoiden

Hochdosierte Opioide verursachen Krampfanfälle.	Cannabinoide haben eine krampflösende Wirkung.
Übelkeit und Erbrechen sind bei einer Opioidtherapie sehr häufig.	Cannabinoide werden bei Übelkeit und Erbrechen durch Chemotherapien als Antiemetikum eingesetzt.
Eine Überdosierung von Opioiden kann zu einer Atemdepression führen.	Bei Cannabinoiden besteht ein solches Risiko nicht.

TEIL 2:
EIGNET SICH CBD-ÖL FÜR MICH?

Mit CBD lässt sich eine lange Reihe gesundheitlicher Probleme wirkungsvoll behandeln. In diesem Kapitel sehen wir uns näher an, wie CBD angewendet werden kann, um Symptome wie Angstzustände, chronische Schmerzen, Migräne oder Schlaflosigkeit zu lindern. Wir beschäftigen uns mit den Fragen, die meine Patienten mir in der Hoffnung auf Linderung ihrer Symptome gestellt haben. Wenn Sie also unter Angst- und Unruhezuständen, chronischen Schmerzen oder Schlaflosigkeit leiden, werden Sie Ihre eigenen Erfahrungen in den Geschichten meiner Patienten wiederfinden.

WELCHE ERKRANKUNGEN KÖNNEN MIT CBD BEHANDELT WERDEN?

CBD beeinflusst Ihre Körperzellen auf unterschiedliche Weise. Es wirkt entzündungshemmend, fängt Schmerzsignale zum Gehirn ab, erhöht die Serotoninwerte, dämpft die Kampf-oder-Flucht-Reaktion und reguliert den Schlafrhythmus. Aufgrund dieser Eigenschaften gibt es viele chronische Erkrankungen, deren Symptome CBD lindern kann. Zu ihnen gehören unter anderen:

- Aufmerksamkeitsdefizitsyndrom (ADS)
- Aufmerksamkeitsdefizit-Hyperaktivitäts-Störung (ADHS)
- Diabetische Neuropathie
- Epilepsie
- Generalisierte Angststörungen
- Ischias
- Krampfanfälle
- Menstruationskrämpfe
- Migräne
- Multiple Sklerose
- Neuropathie nach Chemotherapie
- Parkinson
- Posttraumatische Belastungsstörung
- Rückenkrämpfe
- Rückenschmerzen durch vorgewölbte, vorgefallene oder degenerative Bandscheiben
- Schlaflosigkeit (mild bis moderat)
- Soziale Angststörungen
- Spannungskopfschmerz
- Trigeminusneuralgie
- Zwangsstörungen

Auf den nächsten Seiten betrachten wir die Erkrankungen, mit denen ich meist zu tun habe, und schauen uns an, was die Forschung zu ihrer Behandlung mit CBD sagt.

CBD bei Angstzuständen

Dr. Patel,

ich habe lähmende Angstzustände, die meist durch den Stress bei der Arbeit verursacht werden. Ich leite ein 17-köpfiges Team und habe ständig mit engen Terminen zu kämpfen.

Am Abend gehe ich ins Bett und hoffe, dass ich ruhig schlafen kann. Aber meistens liege ich endlose Stunden wach. Meine Gedanken rasen von einer Sorge zur nächsten.

In manchen Nächten ist es so schlimm, dass ich morgens nicht zur Arbeit gehen kann. Mein Herz rast, ich bekomme kaum Luft, alles dreht sich, und die Laken sind schweißgetränkt. Einmal endete ich in der Notaufnahme, weil ich dachte, ich hätte einen Herzinfarkt. Es war jedoch eine Panikattacke.

Mein Arzt verschrieb mir Escitalopram und Alprazolam. Das Escitalopram hemmt meinen Sexualtrieb und Alprazolam muss ich immer häufiger und in höheren Dosen einnehmen. In meiner Familie treten Suchtkrankheiten gehäuft auf, und ich möchte diesen Weg nicht gehen.

Ich habe gelesen, dass CBD-Öl bei Angstzuständen hilfreich ist, aber ich bin mir nicht sicher. Daher dachte ich mir, ich frage einen Arzt.

Verzweifelt,
Joe
Palo Alto

Ich kann mit Patienten wie Joe wirklich mitfühlen. Für einen Machertyp in einem sehr anspruchsvollen Beruf können Angstzustände absolut und vollkommen lähmend sein. Aber es gibt Hoffnung, vor allem mithilfe von CBD.

WAS DIE FORSCHUNG SAGT …

Im Jahr 2011 untersuchte eine Studie die Wirkung von CBD auf Angstzustände – vor allem auf soziale Angstzustände. Die Hälfte der Teilnehmer bekam CBD, die andere Hälfte ein Placebo.

Die Teilnehmer wurden aufgefordert, innerhalb von zwei Minuten eine vierminütige Rede vorzubereiten, die aufgenommen und anschließend analysiert werde. Öffentliche Reden halten zu müssen, macht die meisten Menschen nervös. Sie können sich also vorstellen, wie stressig die Situation für die Teilnehmer war, die ohnehin schon unter sozialen Angststörungen litten. Sie werden jedoch positiv überrascht sein, zu hören, dass die Teilnehmer mit CBD ihre Aufgabe gut gemeistert haben. Die Einnahme von CBD reduzierte Angstgefühle, kognitive Beeinträchtigungen und Unbehagen deutlich. Die Forscher kamen zu dem Ergebnis, dass schon eine einzige CBD-Dosis die Nervosität vor einer öffentlichen Rede bei Patienten mit sozialen Angststörungen reduzieren kann.

WAS MEINE PATIENTEN BERICHTEN …

Meine Patienten haben berichtet, dass CBD ihnen bei Unruhezuständen sehr gut hilft. Sie fühlen sich ruhig und entspannt. CBD lindert ihre Ängste so sehr, dass sie wieder gut funktionieren können. Sie fühlen sich nicht mehr vor Angst gelähmt. Die Gedanken rasen nicht mehr, wenn sie nachts im Bett liegen, sie schlafen leicht ein, schlafen sieben bis acht Stunden gut und erwachen ausgeruht. Ausgeruhte Menschen können sich besser auf die Herausforderungen ihres Arbeitsalltags konzentrieren.

Genauso wichtig ist, dass sich bei den Patienten durch die Einnahme von CBD auch die Beziehungen zu ihren Lieben verbessert haben. Frei von Angstgefühlen sind sie nicht mehr chronisch müde, zwanghaft beunruhigt und leicht aufzubringen. Sie zeigen sich ihrer Familie und ihren Freunden wie ein besserer Mensch.

Menschen mit ernsten Formen von Angststörungen – Panikattacken – berichteten, dass ihre Panikattacken entweder ganz ausblieben oder seltener oder weniger stark auftraten.

Sie berichteten auch, dass sie die Einnahme der ihnen verschriebenen Medikamente, wie Serotonin-Wiederaufnahmehemmer oder Benzodiazepine, reduzieren oder gar absetzen konnten. Einige wenige, die glaubten, ihre Medikamente weiter nehmen zu müssen, erfuhren eine größere Entspannung durch die Kombination von CBD und ihren Medikamenten.

Nach Ansicht der Patienten ist CBD den verschreibungspflichtigen Medikamenten vorzuziehen, weil es sofort wirkt und keine Nebenwirkungen hat.

CBD bei Muskelschmerzen

Dr. Patel,

ich brauche Ihre Hilfe. Als ich eine schwere Kiste hob, wollte mein Rücken nicht mehr. Der Schmerz kam aus dem Nichts und fühlte sich an, als hätte ich ein scharfes Messer im Rücken. Ich konnte mich nicht mehr bewegen. Ich lag tagelang auf der Couch, bevor ich mich wieder bewegen konnte, doch der Schmerz ist immer noch da. Ich fühle dort immer noch einen »Knoten« im Rücken, der sich verkrampft, wenn ich lange stehe, sitze oder mich anstrenge.

Ich komme kaum aus dem Bett. Beim Aufwachen bin ich total verspannt und kann mich weder bücken noch stehen. Lange Meetings sind die Hölle. Dauernd muss ich aufstehen und mich strecken. Auch bei langen Autofahrten muss ich immer wieder anhalten, um mich zu strecken.

Ich habe alles getan, um die Schmerzen zu lindern. Ich versuchte es mit Kältepackungen, mit Heizkissen und gönnte mir einige Massagen. Ich nahm frei verkäufliche Schmerzmittel und ließ mir einen Muskelrelaxans verschreiben, der mich aber benommen und schläfrig machte.

Ich brauche Hilfe. Ich hörte von Leuten, die CBD-Öl gegen Rückenschmerzen nehmen. Was kann ich davon erwarten?

Grüße,
Bob
Millburn

Rückenschmerzen gehören zu den häufigsten Erkrankungen, die ich mit CBD-Öl behandelt habe. Die Symptome durchlaufen die ganze Bandbreite von Spannungen und Verkrampfungen über Steifheit bis hin zu Spastizität (eine ernste Form von Muskelkrämpfen im ganzen Körper). Ich hatte sportlich aktive Patienten, die ihre Aktivität entweder einschränken oder ganz einstellen mussten. Auch das Privat- und Berufsleben wurden dadurch beeinträchtigt.

Viele von denen, die zu mir kamen, um zu erfahren, wie man CBD-Öl gegen Rückenschmerzen anwendet, hatten schon alle Behandlungen versucht, die man sich vorstellen kann. Und wie so oft, wenn nichts mehr half, half CBD-Öl.

WAS DIE FORSCHUNG SAGT …

Es gibt zwar nicht viele Studien über die Wirkung von CBD-Öl auf Muskelschmerzen, dafür aber einige medizinische Berichte über die lindernde Wirkung.

2016 veröffentlichte Dr. Amanda Morrow einen Bericht über einen Fall, in dem CBD gegen Spastik eingesetzt wurde. Der Patient in diesem speziellen Fall litt an einer Wirbelsäulenverletzung aufgrund eines Tauchunfalls. Seine Spastik war so schwer, dass ihm eine Baclofenpumpe unter der Bauchhaut eingesetzt wurde, um seine Muskeln im Notfall zu entspannen.

Gleichzeitig begann der Patient, CBD-Öl in seine Behandlung zu integrieren. Innerhalb von drei Monaten konnte er seinen Bedarf an dem Muskelrelaxans um 36 Prozent reduzieren, und seine Spastik besserte sich enorm. Er gab an, durch das CBD weder Nebenwirkungen noch Bewusstseinsveränderungen zu spüren. Er begann, wieder vollzeit zu arbeiten, und betreut sein ein Jahr altes Kind.

WAS MEINE PATIENTEN BERICHTEN …

In meiner Praxis habe ich zahllose Patienten mit Rückenschmerzen behandelt. Sie berichteten, dass ihre Rückenschmerzen unter CBD-Öl entweder abflachten oder ganz verschwanden. Die Schmerzlinderung ist abhängig von den Schmerzen, die sie vor der Behandlung hatten. Bei Patienten mit starken Schmerzen sanken diese auf ein moderates Niveau. Patienten mit moderaten Schmerzen hatten nur noch leichte Beschwerden. Bei Patienten mit leichten Schmerzen verschwand der Schmerz ganz.

Ich habe auch beobachtet, dass sich Häufigkeit und Dauer der Symptome reduzierten. Manche Patienten berichteten, dass sie längst nicht mehr so häufig unter Muskelverspannungen, -krämpfen, Steifigkeiten oder Spasmen litten. Andere gaben an, dass ihre Verkrampfungen oder Spasmen mit CBD-Öl viel kürzer ausfielen.

Alle Patienten kamen besser mit dem Alltag zurecht, konnten wieder Auto fahren, am Tisch oder in einem Flugzeug sitzen. Sie schliefen nachts durch und wurden nicht mehr von Schmerzen geweckt. Einige Patienten können sogar ganz auf ihre Medikamente verzichten und nehmen nur noch bei Bedarf CBD-Öl, um ihre Rückenschmerzen zu lindern.

CBD bei Nervenschmerzen

Dr. Patel,

ich habe seit längerem Diabetes und nun schreckliche Schmerzen in Beinen und Füßen, da meine Nerven durch die Diabetes geschädigt sind. Zuerst hatte ich nur hier und da Schmerzen und kümmerte mich nicht darum. Aber nun sind sie zu einer immerwährenden Quälerei geworden, die mich nicht mehr loslässt. Sie sind gnadenlos.

Morgens habe ich nur ein Taubheitsgefühl, aber im Lauf des Tages verwandelt sich das Taubheitsgefühl in ein Stechen in Beinen und Füßen wie von Tausenden Nadeln. Manchmal fühlt es sich an, als würden Beine und Füße brennen. Nachts werde ich manchmal wach, und meine Beine fühlen sich an, als stünden sie unter Strom. Es tut sogar weh, Socken zu tragen.

Nach vielen medikamentösen Fehlversuchen nahm ich schließlich Gabapentin, das mir hin und wieder einen guten Tag beschert. Doch leider sind die meisten Tage immer noch schlecht.

Ich suche nach einem Weg, um die vielen schlechten Tage in gute zu verwandeln. Aufgrund der Schmerzen steht mein Leben auf Stopp. Kann CBD-Öl Menschen mit Neuropathie helfen?

Beste Grüße,
Samantha,
Los Angeles

Ich erhielt viele Anfragen von Patienten mit Nervenschmerzen oder Neuropathie. Bei manchen von ihnen, wie bei Samantha, wurde sie durch die Diabetes verursacht, doch es gibt auch andere Ursachen für eine Neuropathie, unter anderen:

- Nervenkompression (zum Beispiel Ischias)
- Multiple Sklerose
- Chemotherapie
- Chirurgische Schädigungen
- Carpaltunnelsyndrom
- Lyme-Krankheit
- Komplex regionales Schmerzsyndrom (CRPS)
- Kreislaufstörungen

Ich habe auch viele Fälle der idiopathischen Neuropathie behandelt, bei denen die Ursache der Erkrankung unbekannt ist.

WAS DIE FORSCHUNG SAGT …

Eine Forschungsgruppe wertete die Daten aus fünf verschiedenen Studien über die Wirkung von CBD auf neuropathische Schmerzen bei 41 Patienten aus. Patienten mit einem Placebo gaben eine durchschnittliche Schmerzlinderung um 0,8 Punkte an, während CBD den Schmerz um 1,5 Punkte linderte. Es muss jedoch darauf hingewiesen werden, dass Patienten der Placebo-Gruppe im Notfall Schmerzmittel erhielten und die Dosis dieser Medikamente auch steigern durften. Hinzu kommt, dass die Schmerzlinderung durch CBD in den folgenden sechs bis zehn Wochen anhielt.

WAS MEINE PATIENTEN BERICHTEN …

Chronische Schmerzen gehören zu den häufigsten Erkrankungen, die ich behandle, und Neuropathie ist eine der häufigsten Ursachen dafür.

CBD-Öl kann je nach Schmerzstärke, mit der ein Patient die Behandlung beginnt, den Schmerz entweder lindern oder ausschalten. Patienten mit starken Schmerzen fühlten eine Linderung auf ein leichtes bis mäßiges Niveau. Patienten mit leichten oder mäßigen Schmerzen waren vollkommen schmerzfrei.

Manche Patienten konnten mit CBD-Öl die Einnahme verschreibungspflichtiger Schmerzmedikamente reduzieren. Sie konnten sowohl die Dosis als auch die Häufigkeit der Einnahme reduzieren. Einige Patienten konnten sogar ganz auf die Einnahme von Medikamenten verzichten und linderten ihre Schmerzen nur noch mit CBD-Öl. Der weitaus größte Teil meiner Patienten berichtet, dass CBD-Öl mindestens genauso gut wirkt wie Opioide, aber keine Nebenwirkungen hat.

Opioide gehören zu den Medikamenten, die mit Opioidrezeptoren interagieren. Sie werden meist zur Schmerzlinderung verschrieben, haben aber unerwünschte Nebenwirkungen und können auch tödlich sein.

CBD bei Migräne

Dr. Patel,

ich wüsste gerne mehr über die Einnahme von CBD bei Migräne. Ich leide bereits seit 20 Jahren unter Migräne, und es wird immer schlimmer.

Ich habe meist einmal in der Woche einen Migräneanfall, der bis zu drei Tage anhält. Es beginnt mit einem pochenden Kopfschmerz, der schnell unerträglich wird, und jedes Mal kommt es zu Übelkeit und Erbrechen.

An solchen Tagen bin ich vollkommen geschwächt. Alles bleibt auf der Strecke, ich kann nichts tun, sondern liege nur in meinem abgedunkelten Zimmer.

Verschriebene Medikamente verursachen entweder Nebenwirkungen oder wirken gar nicht. Im Moment nehme ich Imigran, um die Migräne zu stoppen, aber wenn ich die Kopfschmerzen nicht im richtigen Augenblick erwische, bin ich verloren, und die Migräne bleibt für die nächsten zwei, drei Tage.

Frei erhältliche Schmerzmittel scheinen meine Migräne überhaupt nicht zu berühren.

Was denken Sie über CBD-Öl? Ja oder nein?

Grüße,
Hannah
Atherton

Über die Jahre habe ich von Tausenden Patienten wie Hannah gehört und weiß, dass es furchtbar sein kann, mit chronischer Migräne leben zu müssen. Auch Sie sind ganz sicher nicht allein mit Ihrer Migräne. Etwa 12 Prozent der Allgemeinbevölkerung sind betroffen.

WAS DIE FORSCHUNG SAGT …

Es gibt kaum Studien über die Wirkung von CBD bei Migräne. Gehen wir also direkt über zu den Erfahrungen meiner Patienten mit CBD-Öl.

WAS MEINE PATIENTEN BERICHTEN …

CBD hat bei meinen Patienten Heftigkeit, Dauer und Häufigkeit eines Migräneanfalls reduziert. Die Patienten, die auf einer aufsteigenden Schmerzskala von 1 bis 10 ihren Migräneschmerz bei 7 bis 9 einstuften, berichteten, dass CBD ihren Schmerz auf 1 bis 3 linderte. Bei Patienten mit einem Schmerzniveau von 4 bis 6 gelang es mit CBD oft, den Schmerz ganz auszuschalten.

Die Patienten berichteten auch, dass CBD die Dauer der Migräneanfälle herabsetzte. Bei der Einnahme von Triptanen, zum Beispiel Imigran, mussten sie die Migräne genau im richtigen Moment erwischen, sonst nahm sie für die nächsten zwei oder drei Tage ihren Lauf. CBD aber löst die Migräne oft innerhalb einer Stunde auf, auch wenn die Patienten es nicht innerhalb eines begrenzten Zeitfensters einnahmen.

Vor der Einnahme von CBD hatten meine Patienten durchschnittlich ein- bis dreimal im Monat einen Migräneanfall. Die Häufigkeit der Anfälle wurde durch CBD deutlich herabgesetzt. Berichten meiner Patienten zufolge, kam es durchschnittlich nur noch alle drei bis sechs Monate zu einem Migräneanfall. In den besten Fällen konnten einige Patienten bei der präventiven Einnahme von CBD sogar von einem vollkommenen Ausbleiben der Anfälle berichten.

Triptane gehören zu einer Gruppe von Medikamenten, die zur Migränebehandlung eingesetzt werden. Sie stimulieren die Serotoninrezeptoren.

CBD zum Schlafen

Dr. Patel,

ich kann nicht schlafen. Ich brauche ewig, um einzuschlafen. Morgens wache ich vollkommen gerädert auf. Ich leide bereits seit 25 Jahren unter Schlaflosigkeit und habe auf der Suche nach Schlaf schon alles Mögliche versucht.

Nach der Einnahme frei erhältlicher Schlafmittel fühlte ich mich am nächsten Morgen wie verkatert. Auch Melatonin hilft nicht mehr. Einige Jahre nahm ich Ambien, doch Zolpidem hat gruselige Nebenwirkungen. Obwohl Ambien mich schlafen ließ, wachte ich am nächsten Morgen unausgeruht auf und lief wie ein Zombie durch den Tag.

Vor kurzem erzählte ich einem Freund von meinen Schlafproblemen. Zufällig hatte er etwas CBD-Öl. Ich versuchte es und muss zugeben, dass ich absolut überrascht war. Ich hatte den besten Schlaf seit Jahren.

War es nur ein Zufall? Hilft CBD wirklich bei Schlafproblemen?

Hochachtungsvoll,
Bill
New York

Auch ich kenne Schlafprobleme nur zu gut. Als ständig überarbeitete niedergelassene Ärztin stehe ich häufig unter Strom. Es gibt Wochen, in denen ich an fünf Tagen bis zu 90 Stunden arbeite und mehr als 30 Stunden am Stück auf den Beinen bin. Doch wenn ich nach Hause komme, finde ich keinen Schlaf. Mein Arzt verschrieb mir sogar Ambien. Doch nach Lektüre der Nebenwirkungen habe ich das Rezept gar nicht eingelöst. Rückblickend wünschte ich, ich hätte schon früher Zugang zu CBD gehabt. Es hätte mir definitiv geholfen.

WAS DIE FORSCHUNG SAGT …

Im Jahr 1981 wurde eine Studie über die Wirkung von CBD auf Menschen mit Schlaflosigkeit veröffentlicht, die von 1972 bis 1981 im brasilianischen São Paulo durchgeführt wurde. Für diese Studie wurden die Teilnehmer nach ihren

Schlafproblemen ausgewählt. Sie hatten Schwierigkeiten beim Einschlafen (mindestens eine Stunde) und schliefen die ganze Nacht über schlecht. Über fünf Wochen erhielten die Patienten abends eine Kapsel, die entweder CBD, Glukose oder Nitrazepam (ein leichtes Beruhigungsmittel) enthielt. Morgens mussten sie einen Fragebogen ausfüllen. Die Teilnehmer, die CBD genommen hatten, berichteten von mehr als sieben Stunden Schlaf mit nur wenigen Unterbrechungen und einem insgesamt guten Schlaf.

WAS MEINE PATIENTEN BERICHTEN …

Aus meiner Praxis weiß ich, dass Patienten mit leichten bis moderaten Schlafstörungen ganz anders zu behandeln sind als solche mit einer schweren Form von Schlaflosigkeit. Bei ersteren wirkt CBD weitaus besser als bei letzteren. Außerdem benötigen Patienten mit Einschlafschwierigkeiten einen anderen Behandlungsansatz als solche mit Durchschlafstörungen. Doch zusammenfassend berichten die Patienten, dass sie leichter einschlafen, besser durchschlafen und auch schneller wieder einschlafen, wenn sie zwischendurch aufwachen. Sie schlafen durchschnittlich sieben bis acht Stunden und wachen eher ausgeruht als abgekämpft auf.

In Bezug auf Schlafmedikamente konnten die Patienten mit leichten bis moderaten Schlafproblemen auf die Einnahme frei erhältlicher Schlafmittel ganz verzichten. Einige Patienten können auch ganz auf verschreibungspflichtige Medikamente verzichten. Andere nehmen sie nur noch, wenn das CBD-Öl nicht wirkt.

MIT VORSICHT ANWENDEN

CBD bietet für viele Menschen eine wirksame Behandlung, doch es gibt einige Menschen, die es nur mit Vorsicht einnehmen sollten.

Während der Schwangerschaft und Stillzeit: Es gibt keine abschließenden Daten zur Wirkung von CBD auf ein ungeborenes oder heranwachsendes Baby, das gestillt wird. Doch es gibt Hinweise darauf, dass CBD bei Tieren zu Entwicklungsstörungen, einschließlich der erhöhten Sterblichkeit bei ungeborenen Ratten und vermindertem Wachstum bei ungeborenen Kaninchen, führen kann. Außerdem führt CBD zu einer Erhöhung des Anandamidgehalts, einem körpereigenen Cannabinoid. Eine Studie belegt, dass ein erhöhter Anandamidgehalt zu Fehlgeburten nach einer Invitro-Fertilisation führen kann. Allgemein sollte man während der Schwangerschaft alles vermeiden, was in irgendeiner Weise gefährlich sein könnte. Nachdem dies gesagt ist, sollten Sie die Einnahme von CBD mit Ihrem Arzt besprechen, der die positiven Wirkungen von CBD für Ihre Bedürfnisse sowie Kontraindikationen für die Entwicklung eines ungeborenen oder gestillten Kindes gegeneinander abwägt.

Kinder: Klinische Studien über Epidiolex haben CBD bei Kindern ab zwei Jahren als sicher und wirkungsvoll eingestuft. Dennoch sollten Sie die Gabe von CBD mit Ihrem Kinderarzt besprechen, da Kinder eine andere Dosierung benötigen.

Patienten mit Lebererkrankungen: Unter der Einnahme von Epidiolex, einem Medikament auf Cannabinoidbasis, vor allem in Verbindung mit Valproaten (Antikonvulsiva), wurde eine Erhöhung von Leberenzymwerten festgestellt. Obwohl es sich nur um eine leichte Leberschädigung handelt, ist die seltene Möglichkeit einer folgenden schweren Lebererkrankung gegeben.

EINE GUTE ALTERNATIVE

Sie wissen nun, dass CBD bei sehr vielen verschiedenen Erkrankungen wirksam ist. Dies ergibt sich sowohl aus Studien als auch aus meinen klinischen Beobachtungen als Ärztin. Wir sprechen hier nicht nur von sporadischen Einzelfällen – Patienten über Patienten mit denselben Erkrankungen berichteten nach der Einnahme von CBD von den gleichen Resultaten.

Der allergrößte Teil meiner Patienten mit Kopfschmerzen, Migräne, Muskelschmerzen, Angststörungen oder Schlaflosigkeit hat von der CBD-Einnahme profitiert. Viele von ihnen suchten mich auf, weil sie sich in CBD-Öl die letzte Lösung erhofften, nachdem sie bereits zahllose konventionelle Medikamente ausprobiert hatten. Für sie erwies sich CBD-Öl als die wirksamere und sicherere Alternative zu verschreibungs- und apothekenpflichtigen Medikamenten. Ich gehe sogar so weit, zu sagen, dass CBD-Öl die bessere Alternative zu apothekenpflichtigen Schmerz- und Schlafmitteln wie Paracetamol, Ibuprofen und Diphenhydramin ist. Nun, wäre CBD-Öl etwas für Sie? Ich denke, es wird die Lösung sein, nach der Sie suchen.

TEIL 3:
WO KAUFE ICH CBD-ÖL?

Jetzt, da Sie wissen, wie hilfreich CBD bei der Behandlung verschiedener Erkrankungen sein kann, möchten Sie wahrscheinlich wissen, wo Sie es kaufen können. Die Antwort hängt von Ihrem Wohnort ab. Je nach Land, in dem Sie leben, können Sie CBD-Öl in einer staatlich lizenzierten Apotheke, über einen Online-Händler, in einem Drogeriemarkt oder einem Naturkostladen kaufen. Länder, in denen Cannabis für den gelegentlichen oder medizinischen Gebrauch legal ist, bieten mehr Möglichkeiten zum Erwerb von CBD-Öl. Zum Zeitpunkt der Drucklegung dieses Buches ist CBD-Öl in deutschen Apotheken und einigen Onlineshops erhältlich.

Sie haben ein CBD-Produkt gefunden, das Sie kaufen möchten? Nehmen Sie sich vor dem Bezahlen die Zeit, sicherzustellen, dass Sie ein seriöses Produkt erwerben. In diesem Abschnitt werden die Typen der verfügbaren CBD-Produkte beschrieben, worauf auf dem Produktetikett zu achten ist und wie wichtig es ist, unabhängige Laborergebnisse zu erhalten.

LÄNDERSACHE

Wie bereits erwähnt, kann CBD aus zwei Quellen stammen: Marihuana und Hanf. Manchmal variieren die Gesetze in Bezug auf CBD je nach Quelle von Land zu Land.

Leben Sie in einem Land mit staatlich lizenzierten Apotheken, werden die verkauften Produkte besser überwacht und reguliert. Jedes Land hat seine eigenen Standards der Qualitätskontrolle. In der EU wird zum Zeitpunkt der Drucklegung CBD als Novel Food eingestuft, muss also als Nahrungsergänzungsmittel zugelassen werden. Es ist in Apotheken und Onlineshops erhältlich.

CBD-PRODUKTE

Obwohl CBD-Öl eines der gebräuchlichsten und bekanntesten Präparate aus CBD ist, gibt es CBD-Produkte auch in anderen Zubereitungen. Sehen wir uns einige Möglichkeiten an, wie CBD verkauft und angewendet wird.

Öle (Tinkturen): Öle oder Tinkturen sind mit Sicherheit die bekanntesten CBD-Präparate. Sie werden aus CBD-Extrakt und einem Trägeröl hergestellt. Das Öl (oder eine Tinktur) wird in einer Flasche mit Tropfer oder Sprühverschluss geliefert. Einige Öle können gewürzt sein, damit sie schmackhafter sind.

Ein solches Öl kann auf der Verpackung als »CBD-Öl«, »Hanföl« oder »Hanfextraktöl« bezeichnet werden. Verwechseln Sie jedoch ein aus Hanfsamen hergestelltes Produkt nicht mit einem CBD-Produkt. Hanfsamen allein enthalten nur unwesentliche Mengen an CBD, und Hanfsamenöl, das vor allem kulinarischen Zwecken dient, enthält entsprechend keine nennenswerten Mengen an CBD.

Topika: Oft in Form von Salben, Balsamen oder Cremes erhältlich, werden Topika auf die betroffene Stelle aufgetragen. Bei einer Vielzahl von Hauterkrankungen sowie bei Muskel- und Gelenkschmerzen sind sie sehr wirkungsvoll. Als Träger fungiert meist Sheabutter oder Kokosöl.

Kapseln: CBD-Extrakt wird mit einem Trägeröl kombiniert und in einer Kapsel exakt dosiert. Dadurch aber sind Sie festgelegt und können Ihre individuelle Dosis nur schlecht bestimmen und optimal regulieren.

Liquid: Der CBD-Extrakt befindet sich in einer Patrone, die mit einem Verdampfer verbunden wird. Nun können Sie CBD wie bei einer E-Zigarette inhalieren.

Essbares: Aus dem CBD-Extrakt (in Kombination mit einem Trägeröl) wird ein Nahrungsmittel hergestellt, beispielsweise Schokolade oder Kaugummi.

Konzentrate: Dies sind CBD-Extrakte, die nicht mit einem Trägeröl vermischt werden. Wie der Name schon sagt, handelt es sich um eine konzentrierte Substanz, die die Konsistenz einer zähen Paste hat.

DAS ETIKETT LESEN

Lesen Sie das Etikett oder die Produktbeschreibung sorgfältig durch, bevor Sie ein CBD-Produkt kaufen. Stellen Sie sicher, dass Sie alles verstanden haben!

CBD-Gehalt

Der CBD-Gehalt des Produkts sollte auf dem Etikett angegeben sein. Dies kann in zweierlei Form geschehen:

Zum einen kann unter »Zusammensetzung« die Menge an CBD in Milligramm pro Portion angegeben sein. In anderen Fällen ist die CBD-Konzentration genannt. Damit wird die Gesamtmenge an CBD direkt angegeben. Sowohl die Menge an CBD pro Portion als auch die Angabe der Gesamtmenge sind für Sie hilfreich und gelten als vollständige Angabe. (Beachten Sie, dass der THC-Gehalt möglicherweise nicht aufgeführt ist, da es sich nicht um den aktiven Wirkstoff des Produkts handelt.)

Supplement Facts
Serving Size: 1/2 Dropper (.5mL)
Servings Per Container: 30

	Amount Per Serving	%Daily Value
Hemp Oil (Seed & Stalk)	5mg	**
Cannabidiol (CBD)	25mg	**

** Daily Value not established.

Dieses Produkt enthält 25 mg CBD pro 0,5 ml-Portion. Die Packung enhält 30 Portionen, also beträgt die Gesamtmenge an CBD in diesem 15-ml-Behälter 750 mg.

Um die CBD-Konzentration verschiedener CBD-Produkte zu vergleichen, schauen Sie sich Produkte mit derselben Menge an. Die Konzentration in der gebräuchlichsten Form von CBD – dem Öl – liegt im Bereich von 250 bis 1000 mg pro 30 ml Öl.

Hier ist ein wirklich wichtiger Punkt, den Sie beachten sollten: Einige Etiketten geben die Gesamtmenge an CBD einfach nicht an, was Ihnen, dem Verbraucher, nicht weiterhilft. Sie sollten schon genau wissen, was Sie einnehmen und wie viel davon. Ist die Dosis zu niedrig, hat dies keine medizinische Wirkung, ist sie zu hoch, kann sie zu Nebenwirkungen führen, auch wenn sie nicht schwerwiegend sind.

Ein gut gekennzeichnetes CBD-Öl sollte die genaue Menge an CBD angeben, unabhängig davon, ob nun die Gesamtmenge an CBD oder die Menge an CBD pro Portion genannt ist.

Vermeiden Sie Produkte mit unklarer Kennzeichnung.

Supplement Facts
Serving Size: 0.6ml (1 Dropper Full)
Servings Per Container: 25

	Amount Per % Daily Serving
Calories	9
Calories from Fat	9
Total Fat	1g
Phytocannabinoid Hemp Oil	30mg**

*Percent Daily Values are based on 2,000 calorie diet
** Daily Value not established.

Ingredients: Hemp seed oil and PCR Hemp oil

Gibt ein Etikett den Gehalt an Phytocannabinoid-Hanföl pro Portion an, wissen Sie nicht sicher, ob CBD enthalten ist. Das Wort »Phytocannabinoid« umfasst über 100 verschiedene Hanf-Cannabinoide. CBD könnte auch dazugehören, aber genau wissen Sie es nicht.

Supplement Facts
Serving Size: 1 Dropper Full (1 ml)
Servings Per Container: 25

Amount Per Serving	% Daily Value**
Calories 9	
Calories from Fat 9	
Total Fat 1g	2%
Saturated Fat 0g	
Hemp Extract 33mg	**

*Percent Daily Values are based on 2,000 calorie diet
** Daily Value not established.

Ist der Gehalt an Hanfextrakt pro Portion angegeben, ist es ebenso unklar. Das Wort »Extrakt« umfasst alle chemischen Substanzen, die aus Hanf konzentriert werden. Ob und wie viel CBD enthalten ist, erfahren Sie nicht.

Supplement Facts
Serving Size: 1 Dropper Full (1ml)
Servings Per Container: 25

Amount Per Serving %DV**
Calories 9 Calories from Fat 9

	% Daily Value**
Total Fat	0.9g
Linoleic Acid	405mg
Alpha Linoleic Acid	135mg
Oleic Acid	90mg

*Percent Daily Values are based on 2,000 calorie diet
** Daily Value not established.

Gibt ein Etikett Ihnen keinerlei Informationen, sollten Sie die Finger vom Produkt lassen. Es enthält möglicherweise CBD oder auch nicht. Man erfährt es nicht. Denken Sie gar nicht erst über den Kauf eines solchen Produkts nach.

Dosierung

Bei der auf dem Etikett angegebenen Portion/Dosierung handelt es sich nur um einen Richtwert. Es muss für Sie nicht unbedingt die richtige Dosierung sein. Für einige könnte diese Portion zu viel sein, für andere wiederum zu wenig. In meiner Praxis habe ich die Erfahrung gemacht, dass die korrekte Dosis von Patient zu Patient stark variiert. Natürlich können Sie die auf dem Etikett angegebene Dosis als Anhaltspunkt nehmen. Letztendlich ist es jedoch am besten, mithilfe eines erfahrenen Arztes die für Sie geeignete Dosis zu ermitteln, insbesondere wenn Sie CBD zur Behandlung einer bestimmten Erkrankung anwenden.

Isoliert oder Vollspektrum?

Einige CBD-Produkte werden mit den Begriffen »CBD-Isolat« oder »Vollspektrum-CBD« vermarktet. Ich gebe Ihnen hier eine klare Vorstellung davon, was sie bedeuten, damit Sie CBD intelligenter nutzen können.

Der Begriff »Vollspektrum« bedeutet, dass das Produkt neben CBD auch alle anderen in der Hanfpflanze vorkommenden Cannabinoide enthält. Dies schließt natürlich auch Spuren von THC mit bis zu 0,2 Prozent ein. Die Begriffe »Vollspektrum« und »ganze Pflanze« werden häufig gleichbedeutend verwendet.

Ein »Isolat« enthält, wie der Name schon sagt, nur CBD. Es wurde aus der Hanfpflanze gewonnen und von den anderen Cannabinoiden isoliert. Dies geschieht mittels eines Verfahrens, das als Chromatografie bezeichnet wird. Hierbei handelt es sich um eine Trennmethode, durch die eine einzelne chemische Substanz aus einem Gemisch isoliert wird. CBD-Produkte, die aus CBD-Isolat hergestellt wurden, werden typischerweise als »reines CBD« bezeichnet.

Natürlich stellt sich die alles entscheidende Frage, welches CBD-Öl nun das effektivere ist. Untersuchungen an Mäusen an der Hebräischen Universität in Jerusalem ergaben, dass Vollspektrum-CBD weitaus wirksamer ist als das Isolat. Einer Gruppe von Mäusen wurde Vollspektrum-CBD verabreicht, während eine andere Gruppe von Mäusen CBD-Isolat erhielt. Die Studie ergab, dass weitaus geringere Dosen von dem Vollspektrum-CBD erforderlich waren, um den gleichen schmerzlindernden Effekt zu erzielen. Es ist also durchaus möglich, dass CBD in Kombination mit anderen Phytocannabinoiden wirksamer sein kann als ein CBD-Isolat.

Lösungsmittel

In Teil 1 haben wir uns die verschiedenen Möglichkeiten angesehen, mit denen CBD aus der Hanfpflanze extrahiert wird. Einige dieser Extraktionslösungsmittel sind wünschenswerter als andere. Vermeiden Sie die Extraktion von CBD mit Kohlenwasserstoff, der bereits in geringen Mengen mit erhöhten Gesundheitsrisiken verbunden ist. Mit Kohlendioxid und Ethanol extrahiertes CBD ist die bessere Wahl. Das gilt, je nach Ihren Bedürfnissen, auch für durch ein Öl extrahiertes CBD.

Achtung: Etikettenschwindel!

Da CBD zurzeit keinen Bestimmungen unterliegt, besteht die Möglichkeit, dass das, was Sie auf dem Etikett lesen, nicht das ist, was Sie erhalten. 2015 und 2016 testete die amerikanische Behörde für Lebens- und Arzneimittel (FDA) den CBD-Gehalt von CBD-Ölen verschiedener Hersteller. Sie stellten fest, dass in vielen Fällen Produktetiketten und tatsächlicher CBD-Gehalt nicht übereinstimmten. Viele der getesteten CBD-Öle enthielten weniger CBD als angegeben. Darüber hinaus enthielten einige der CBD-Öle mehr als die in den USA erlaubten 0,3 Prozent THC.

2017 ergab eine Studie ähnliche Ergebnisse. Forscher testeten 84 verschiedene CBD-Produkte von 31 Herstellern. Nach ihren Ergebnissen waren …

- 42,85 Prozent der Produkte unterbeschriftet, d. h. der CBD-Gehalt im Produkt überstieg die angegebene Menge um mehr als 10 Prozent.
- 26,19 Prozent der Produkte überbeschriftet, d. h. der CBD-Gehalt im Produkt lag um mehr als 10 Prozent unter der angegebenen Menge.
- nur 30,95 Prozent der Produkte genau gekennzeichnet, d. h. der CBD-Gehalt wich um weniger als 10 Prozent von der angegebenen Menge ab.

Interessanterweise waren einige Produkte häufiger falsch etikettiert als andere. Liquids waren am häufigsten falsch beschriftet, während Öl das Produkt war, das in den meisten Fällen richtig etikettiert war.

Die Anwendung eines falsch etikettierten Produkts birgt zwar relativ geringe Risiken, kann aber durchaus Nachteile haben. Ein überbeschriftetes Produkt (weniger CBD als angegeben) lindert die Symptome nicht und verschwendet nur Geld und Zeit. Ein unterbeschriftetes Produkt (mehr CBD als angegeben) ist kein großes Problem, da CBD bei höheren Dosierungen offenbar kaum Nebenwirkungen hat, kann aber zu Schläfrigkeit führen. Und ein Produkt mit mehr als 0,3 Prozent THC kann einen unerwünschten Rauschzustand verursachen.

Wie vermeiden Sie den Kauf eines falsch etikettierten Produkts? Die Antwort besteht darin, unabhängige Labortests von Drittanbietern anzufordern, die unvoreingenommene Informationen über den Inhalt des Produkts liefern.

TESTERGEBNISSE ANSEHEN

Die Überprüfung unabhängiger Testergebnisse ist die wichtigste Sorgfaltspflicht, die Sie erfüllen sollten, bevor Sie über den Kauf eines CBD-Produkts nachdenken. Kaufen Sie kein CBD-Produkt, bevor Sie die Ergebnisse nicht mit eigenen Augen gesehen haben. Fragen Sie die Firma, die das CBD-Produkt verkauft, nach den Laborergebnissen. Wenn sie diese nicht liefern kann, kaufen Sie das Produkt nicht.

Bevor Sie sich mit den Laborergebnissen befassen, sollten Sie sich das Labor ansehen, in dem das CBD-Produkt getestet wurde. Ergebnisse eines staatlich lizenzierten Labors sind allemal glaubwürdiger als die eines Labors ohne Lizenz. Um ihre Lizenz aufrecht erhalten zu können, werden die Labore auf ordnungsgemäße Testpraktiken und Leistungsstandards überprüft und zugelassen. Weitere Informationen finden Sie auf der Website des Gesundheitsministeriums des Landes, in dem sich das Labor befindet.

CBD- und THC-Gehalt

Die Laborergebnisse geben die tatsächlichen Mengen an CBD und THC im CBD-Produkt an. Sie werden in Prozent und/oder in Milligramm pro Gramm angegeben. Mithilfe einiger mathematischer Berechnungen können Sie die angegebene CBD-Menge mit der Menge des Testergebnisses vergleichen. Achten Sie darauf, dass das CBD-Öl auch auf THC getestet wurde, um sicherzustellen, dass der THC-Gehalt 0,2 Prozent nicht überschreitet. (Der THC-Gehalt ist möglicherweise nicht auf dem Produktetikett aufgeführt, da es sich nicht um einen der aktiven Wirkstoffe in CBD-Produkten handelt.)

Laborbericht CBD-/THC-Gehalt

Cannabinoid	%	mg/g
CBD	2,5 %	50,0
THC	0,03 %	1,0

Beachten Sie, dass 1 g ungefähr 1 ml entspricht, wenn Sie Etikett und Laborergebnisse vergleichen.

Pilze und Bakterien

Bakterien und Pilze, die für den Menschen schädlich sein könnten, sind bei Cannabispflanzen nicht allzu häufig. Der CBD-Extraktionsprozess tötet die meisten Pilze und Bakterien sowie die von ihnen produzierten Toxine ab und inaktiviert sie. Es kann jedoch sein, dass eine Cannabispflanze kontaminiert ist und die Schädlinge dennoch ihren Weg ins CBD-Produkt finden.

Für Menschen mit gesundem Immunsystem können nur *Salmonella* und *E. coli* zum Problem werden. Menschen mit geschwächtem Immunsystem sollten sich jedoch auch Sorgen um *Pseudomonas aeruginosa* und *Aspergillus* machen. (Zur Risikogruppe zählen Personen unter Chemotherapie oder Immunsuppressiva sowie HIV-Infizierte.) Der beste Schutz gegen kontaminierte CBD-Produkte besteht darin, nach den Ergebnissen der Labortests zu fragen.

WIE SOLLTEN DIE TESTERGEBNISSE AUSSEHEN?

Stellen Sie sicher, dass das CBD-Produkt auf *Salmonella* und *E. coli* getestet wurde. Patienten mit geschwächtem Immunsystem sollten zusätzlich darauf achten, dass auf *Pseudomonas aeruginosa* und *Aspergillus* getestet wurde. Die Mengen an Pilzen und Bakterien sollten festgelegte Grenzwerte nicht überschreiten, die in der Regel auf den Laborberichten als kolonienbildende Einheit pro Gramm (KBE/g) angegeben sind. Der Labortest für das CBD-Produkt sollte bei jeder Art von Mikrobe, die gescreent wird, negativ ausfallen.

Laborbericht mikrobielle Analyse

Test	KBE/g	Grenzwert	positiv/negativ
E. coli	0	< 1	negativ
Salmonella	0	< 1	negativ
Hefe & Schimmel	0	< 10000	negativ

Die Laborergebnisse sollten zeigen, dass keine Pilze oder Bakterien nachgewiesen wurden (negativ).

Pestizide

Wie jede Kulturpflanze sind auch Cannabispflanzen anfällig für Schädlinge, und einige Landwirte bekämpfen sie mit Pestiziden. Bei dauerhafter Einnahme können sich Pestizide in Ihrem Körper, meist im Fettgewebe, ansammeln. Mit der Zeit kann diese Anhäufung das Risiko bestimmter Erkrankungen wie Krebs, Neuropathie, Asthma, Allergien und degenerativer Erkrankungen wie Parkinson, Alzheimer und Multiple Sklerose erhöhen.

Pestizide sind vor allem bei Konzentraten ein Problem, um die es sich bei den meisten CBD-Produkten handelt. Auf der Grundlage umfangreicher Untersuchungen stellte das amerikanische *Cannabis Safety Institute* fest, dass der durchschnittliche Gehalt an Pestizidrückständen in Cannabiskonzentraten höher ist als in Cannabisblüten. Tatsächlich ergibt das auch Sinn. Die Prozesse, die die Cannabinoide konzentrieren, konzentrieren auch die Pestizide. Da CBD-Produkte aus konzentriertem CBD bestehen, ist es auch wahrscheinlich, dass Pestizide, die für den Hanfanbau verwendet werden, ebenfalls konzentriert werden.

VORSCHRIFTEN ZUR PRÜFUNG VON PESTIZIDEN

Die Regeln und Vorschriften für Cannabispflanzen variieren von Land zu Land. Während einige Länder vorgeben, auf welche Pestizide und wie getestet werden soll, schweigen andere über den Einsatz von Pestiziden bei Cannabis. Häufig basieren die Vorschriften und Bestimmungen für Pestizidtests auf unangemessenen Screening-Techniken oder ungültigen Protokollen und sind bestenfalls willkürlich. Angesichts der Tatsache, dass die Prüfung auf Pestizide in Cannabis noch in den Kinderschuhen steckt, müssen Vorschriften und Bestimmungen für die Prüfung von Pestiziden zeitnah überprüft und weiterentwickelt werden. Letztendlich ist es möglich, dass Sie ein CBD-Öl erhalten, das als »chemikalienfrei«, »pestizidfrei«, »organisch« oder »naturbelassen« gekennzeichnet ist, obwohl dies in der Tat einfach nicht der Fall ist. Der beste Weg, um sicherzustellen, dass Ihr Produkt frei von Pestiziden ist, ist die Überprüfung der Laborergebnisse.

WIE SOLLTEN DIE TESTERGEBNISSE AUSSEHEN?

Das *Cannabis Safety Institute* empfiehlt, auf 123 Zielpestizide zu testen, die auf seiner Website zu finden sind. Überprüfen Sie anhand der Labortestergebnisse, ob das Produkt auf möglichst viele der Zielpestizide getestet wurde, die dort gelistet sind, insbesondere Bifenazat und Myclobutanil.

Die Pestizidmengen sollten festgelegte Grenzwerte nicht überschreiten, die in der Regel in Form von Teilen pro Million oder Teilen pro Milliarde in den Labortestergebnissen angegeben sind.

Laborbericht Pestizid-Screening

Pestizide	Gehalt (ppm)	positiv/negativ
Bifenazate	0	negativ
Myclobutanil	0	negativ
Azoxystrobin	0	negativ

NV = nicht vorhanden

Das Labortestergebnis für jedes gescreente Pestizid sollte negativ sein.

Schwermetalle

Wenn Pflanzen wachsen, reichern sie Metalle an. Diese können natürlich im Boden und im Wasser vorkommen, künstlich durch Dünger und Pestizide oder sogar durch Industrialisierung und Stromerzeugung eingebracht werden. Pflanzen der Cannabisfamilie werden als *Hyperakkumulatoren* bezeichnet, da sie eine starke Affinität zur Anreicherung von Schwermetallen aufweisen. Dies kann problematisch sein, da Schwermetalle in hoher Konzentration gesundheitsschädlich sind. Sie sammeln sich im Körper an und können eine Vielzahl von Erkrankungen verursachen, darunter Krebs, Hirn- und Nervenschäden.

WIE SOLLTEN DIE TESTERGEBNISSE AUSSEHEN?

Ihr CBD-Produkt sollte auf Arsen, Blei, Cadmium und Quecksilber getestet werden. Die Grenzwerte variieren je nach Verfahren und sollten in den Laborergebnissen angegeben sein. Das Produkt sollte keine Schwermetalle enthalten.

Laborbericht Schwermetall-Analyse

Schwermetalle	Gehalt (ppm)	positiv/negativ
Arsen	0	negativ
Blei	0	negativ
Cadmium	0	negativ
Quecksilber	0	negativ

Die Laborergebnisse sollten zeigen, dass keinerlei Schwermetalle nachgewiesen wurden.

Lösungsmittelrückstände

In einigen Fällen hinterlässt die zur Herstellung des CBD-Produkts verwendete Extraktionsmethode Lösungsmittelreste. Dies sollte vor allem bei CBD-Produkten, die mit Kohlenwasserstoffen hergestellt werden, beachtet werden, da diese potenzielle Gesundheitsrisiken darstellen. Ist dies bei Ihrem CBD-Produkt der Fall, sollten Sie auf die Laborergebnisse achten. Lösungsmittelrückstände sollten die festgelegten Grenzwerte nicht überschreiten. Die Laborergebnisse sollten negativ ausfallen.

Ergebnisse Lösungsmittelrückstände

Lösungsmittel	Gehalt (ppm)	Grenzwert	positiv/negativ
n-Butane	0	< 5000	negativ
Hexane	0	< 290	negativ
Heptane	0	< 5000	negativ

Die Laborergebnisse sollten negativ ausfallen.

Laborergebnisse verringern das Risiko

Zusammenfassend ist die Anwendung von CBD-Produkten also mit Risiken verbunden, genau wie die Anwendung jedes verschreibungspflichtigen oder rezeptfreien Medikaments. Mit der gebotenen Sorgfalt können Sie diese Risiken jedoch vermindern. Der Schlüssel liegt darin, die richtigen Fragen zu stellen und zu wissen, wie Sie die gewünschten Antworten erhalten. Suchen Sie nach Herstellern, die staatlich lizenzierte, unabhängige Labortests anbieten, und vergewissern Sie sich, dass das von Ihnen gekaufte Produkt korrekt gekennzeichnet ist.

TEIL 4:
CBD-ÖL ANWENDEN

In den meisten Fällen denken die Leute, dass sie ein CBD-Produkt kaufen, es einnehmen und sofort Erleichterung verspüren – einfach so. Leider funktioniert das aber nicht ganz so. Wie alle Medikamente muss auch CBD-Öl für jede Erkrankung auf eine bestimmte Weise eingenommen werden.

Im Laufe der Jahre habe ich ein fünfstufiges Verfahren entwickelt – das Patel-Protokoll –, das Patienten dabei hilft, die für sie beste Anwendung von CBD zu finden. In diesem Kapitel finden Sie eine grobe Übersicht über die einzelnen Stufen.

Weitere Informationen zur Behandlung bestimmter Erkrankungen mit CBD finden Sie unter drrachnapatel.com (Englisch). Dort finden Sie medizinische Protokolle, die Sie durch weitere Abstufungen der Dosierung und Anwendung führen.

SCHRITT 1: DIE GEEIGNETE ZUSAMMENSETZUNG BESTIMMEN

Im ersten Schritt findet man heraus, welche Kombination von Cannabinoiden eingenommen werden sollte, um die besten Ergebnisse zu erzielen. Einige Erkrankungen lassen sich besser mit einem höheren THC-Gehalt behandeln, andere mit einem ausgewogenen Verhältnis von THC und CBD, wieder andere profitieren von mehr CBD (siehe Teil 2).

CBD kann aus Marihuana oder Hanf hergestellt werden, Sie können also Cannabisöl oder Hanföl verwenden. Beide fallen unter die Kategorie der CBD-Öle. Hanföl enthält mehr CBD als THC, und zwar weniger als 0,2 Prozent THC, wodurch es sich vor allem für Erkrankungen eignet, die mit einem höheren CBD-Gehalt besser behandelt werden können.

Bei Cannabisöl müssen die Labortests vor allem darauf ausgerichtet sein, zu ermitteln, wie viel CBD im Verhältnis zu THC enthalten ist. Bei Erkrankungen, die sich mit CBD besser behandeln lassen, ist ein Öl mit einem höheren CBD-Gehalt natürlich besser.

Profitiert von mehr CBD	Profitiert von mehr THC
• Migräne und Kopfschmerzen • Muskelschmerzen z. B. Rückenverspannungen • Nervenschmerzen, etwa Ischias, Neuropathie durch Diabetes und Chemotherapie, Trigeminusneuralgie • Unruhezustände, Zwangsstörungen, posttraumatische Belastungsstörungen (PTBS), Aufmerksamkeits-Defizit-Syndrom (ADS), Aufmerksamkeits-Defizit-Hyperaktivitäts-Störung (ADHS) und Panikstörungen • Leichte oder mäßige Schlafstörungen	• Übelkeit und Erbrechen • Appetitmangel • Autoimmunerkrankungen wie Psoriasis, rheumatoide Arthritis, Morbus Crohn, Colitis Ulcerosa und Hauttuberkulose • Schwere Nervenschmerzen durch Gürtelrose oder Spinalstenose • Schwere Schlafstörungen, wenn Schlaf ohne Medikamente nicht möglich ist

SCHRITT 2: **DIE BESTE ART DER ANWENDUNG ERMITTELN**

Der nächste Schritt besteht darin, die Art der Anwendung herauszufinden, die sich am besten für Ihre Erkrankung eignet.

Sublingual: CBD-Öl wird unter die Zunge getropft, wo es von den dort befindlichen Blutgefäßen schnell aufgenommen wird. In diesem Fall empfehle ich Ihnen wegen des angenehmeren Geschmacks ein aromatisiertes CBD-Öl. In der Fachsprache heißt ein CBD-Öl, das unter die Zunge gegeben wird, *sublinguales CBD-Öl*, im allgemeinen Sprachgebrauch aber wird es als *Tinktur* bezeichnet.

Verzehr: Man kann CBD auch essen. Sie können fertige Produkte wie Schokolade oder Kaugummis mit CBD kaufen oder auch selbst zubereiten. In Teil 5 finden Sie eine Auswahl süßer und herzhafter Rezepte mit CBD.

Äußerlich: Es gibt auch CBD-Öle zum Auftragen auf die Haut, die sogenannten Topika. Sie lindern die Symptome bei Hauterkrankungen oder bestimmte Schmerzarten. CBD-Topika sind vor allem bei regional begrenzten Muskelschmerzen hilfreich. Auch hier haben Sie verschiedene Möglichkeiten. Sie können Topika mit CBD fertig kaufen oder CBD-Öl direkt auf die betroffene Region auftragen. Natürlich können Sie Ihre CBD-Topika nach den Spa- und Wellnessrezepten in Teil 5 auch selbst zubereiten.

Inhalation: Es gibt zwei Möglichkeiten zum Inhalieren: rauchen oder dampfen. Beim Rauchen wird der Inhaltsstoff so erhitzt, dass er brennt, beim Dampfen wird er nur bis unter den Brennpunkt erhitzt.

Es gehört nicht zur üblichen Praxis, CBD zu rauchen, und ich empfehle es auch nicht. Es entstehen schädliche Gifte, und es ist, als würde man Abgase einatmen. Allerdings ist es durchaus üblich, CBD-Öl zu dampfen. Studien haben gezeigt, dass beim Dampfen ohne den Prozess der Verbrennung sehr viel weniger schädliche Gifte entstehen. Zum Dampfen von CBD-Öl benötigen Sie einen Verdampfer sowie entsprechende mit CBD-Öl gefüllte Kartuschen.

Rektal: Dies mag ungewöhnlich klingen, ist aber eine effektive Anwendungsart für Menschen, die CBD weder inhalieren noch einnehmen können. Hier wird CBD in Form eines Zäpfchens geliefert.

Wichtige Hinweise

Denken Sie daran, dass eine bestimmte Einnahmeart für manche Erkrankungen gut und für andere weniger gut geeignet ist. Beispielsweise ist die äußerliche Anwendung in Form von Salben für Unruhezustände nicht geeignet, während die Einnahme von CBD als Teil von Nahrungsmitteln bei örtlich begrenzten Muskelschmerzen nicht die beste Wahl ist.

Ein weiterer wichtiger Aspekt ist Ihre Krankengeschichte. Im Laufe der Jahre habe ich eine Reihe von Patienten behandelt, die sich einer Magenbypass-Operation unterzogen haben, bei der die Größe des Magens reduziert wird, um einen Gewichtsverlust zu erreichen. Die Aufnahme aus der Nahrung funktioniert bei diesen Patienten nur eingeschränkt, sodass wir alternative Verabreichungsformen finden mussten. Als weiteres Beispiel ist das Verdampfen für einen Patienten mit einer Lungenerkrankung wie Asthma keine geeignete Methode, da dies seine Symptome verschlimmern kann.

Berücksichtigen Sie auch die Art der Symptome. Das Verdampfen beispielsweise ist in Situationen besonders hilfreich, in denen eine sofortige Linderung erforderlich ist, z. B. bei sehr starken Schmerzen. Beim Einatmen werden Sie die Wirkung von CBD innerhalb von fünf bis zehn Minuten bemerken.

SCHRITT 3: **DIE RICHTIGE DOSIS EINSTELLEN**

»Nehmen Sie eine Pipette CBD pro Tag« oder »Nehmen Sie x Milligramm CBD pro Tag« sind zwei der häufigsten Dosierungsempfehlungen, die Sie auf den Etiketten finden. Dies sind Empfehlungen, aber Sie wissen nicht, ob es die richtige Dosis für Sie ist. Dabei könnte es sich um eine richtige Dosierung handeln, allerdings berücksichtigt sie weder die CBD-Konzentration noch die Biochemie Ihres Körpers, die zu behandelnde Erkrankung oder die Schwere Ihrer Symptome.

Berücksichtigen Sie, dass CBD einen subtherapeutischen, einen therapeutischen und einen supratherapeutischen Dosierungsbereich hat. Eine subtherapeutische Dosis ist zu niedrig und lindert Ihre Symptome nicht. Eine supratherapeutische Dosis ist zu hoch und kann Nebenwirkungen verursachen. Ziel ist eine therapeutische und damit richtige Dosis, bei der CBD die Symptome ohne nachteilige Nebenwirkungen lindert.

Jeder ist anders und reagiert unterschiedlich auf eine bestimmte CBD-Dosis. Es gibt keine »Einheitsdosis«. Was für die eine Person funktioniert, reicht für die andere möglicherweise nicht und ist für die dritte zu viel. Meine jahrelange Behandlungserfahrung hat mich gelehrt, dass die therapeutische Dosis von CBD-Öl je nach Patient sehr unterschiedlich sein kann. Vom Bruchteil eines Milligramms CBD bis hin zu einigen hundert Milligramm habe ich meinen Patienten schon alles empfohlen.

Aus diesen Gründen ist es am besten, mit einer kleinen Dosis zu beginnen und sie schrittweise zu erhöhen, bis das gewünschte Ergebnis erzielt wird. Notieren Sie sich, wie viel CBD Sie genommen haben. Denken Sie daran: je weniger CBD Sie benötigen, desto besser. Es macht keinen Sinn, mehr als nötig einzunehmen. Wenden Sie sich an einen Arzt, der Erfahrung mit CBD hat, oder besuchen Sie für weitere Informationen drrachnapatel.com.

SCHRITT 4: **DIE EINNAHMEHÄUFIGKEIT BESTIMMEN**

Auch die Anwendungshäufigkeit von CBD wird von mehreren Faktoren bestimmt. Es gilt zu berücksichtigen, wie gut CBD absorbiert, wo es in Ihrem Körper verteilt, wie schnell es aufgenommen und wieder ausgeschieden wird. Da jedes Individuum eine einzigartige Biochemie aufweist, benötigen einige Menschen eine häufigere Anwendung als andere. Bei Patienten mit Lebererkrankungen beispielsweise verläuft die Aufnahme von Arzneimitteln im Allgemeinen langsamer, das gilt auch für CBD. Dies bedeutet, dass die Dosierungshäufigkeit bei solchen Patienten natürlich entsprechend angepasst werden muss.

Natürlich spielt auch die Art Ihrer Erkrankung eine Rolle. Einige Menschen leiden nur gelegentlich unter Symptomen und benötigen längere Intervalle zwischen den Dosen. Andere haben andauernde Symptome und müssen CBD häufiger und in viel kürzeren Intervallen zwischen den Dosen anwenden. Bei Migränepatienten beispielsweise variiert das Dosierungsintervall je nach Häufigkeit und Dauer der Migräneanfälle über einen festgelegten Zeitraum.

Gehen Sie bei der Bestimmung Ihrer Anwendungshäufigkeit methodisch vor und notieren Sie zur Dokumentation immer, wann Sie CBD eingenommen haben.

SCHRITT 5: **FÜHREN SIE BUCH**

Es ist eine Wissenschaft für sich, herauszufinden, wie viel von einem Medikament wie oft eingenommen werden muss. Eines der wichtigsten Werkzeuge dafür ist die Dokumentation. Sie ist das Mittel der Wahl. Notieren Sie sorgfältig Ihren CBD-Konsum sowie die Auswirkungen auf Ihre Symptome. Diese Informationen können sie wiederum dazu verwenden, die Anwendung von CBD weiter zu verfeinern, um das gewünschte Ergebnis zu erzielen.

Stärke des CBD-Produkts:

Symptome vor Einnahme von CBD:

Datum und Zeit	Eingenommene Menge	Wirkung auf Symptome

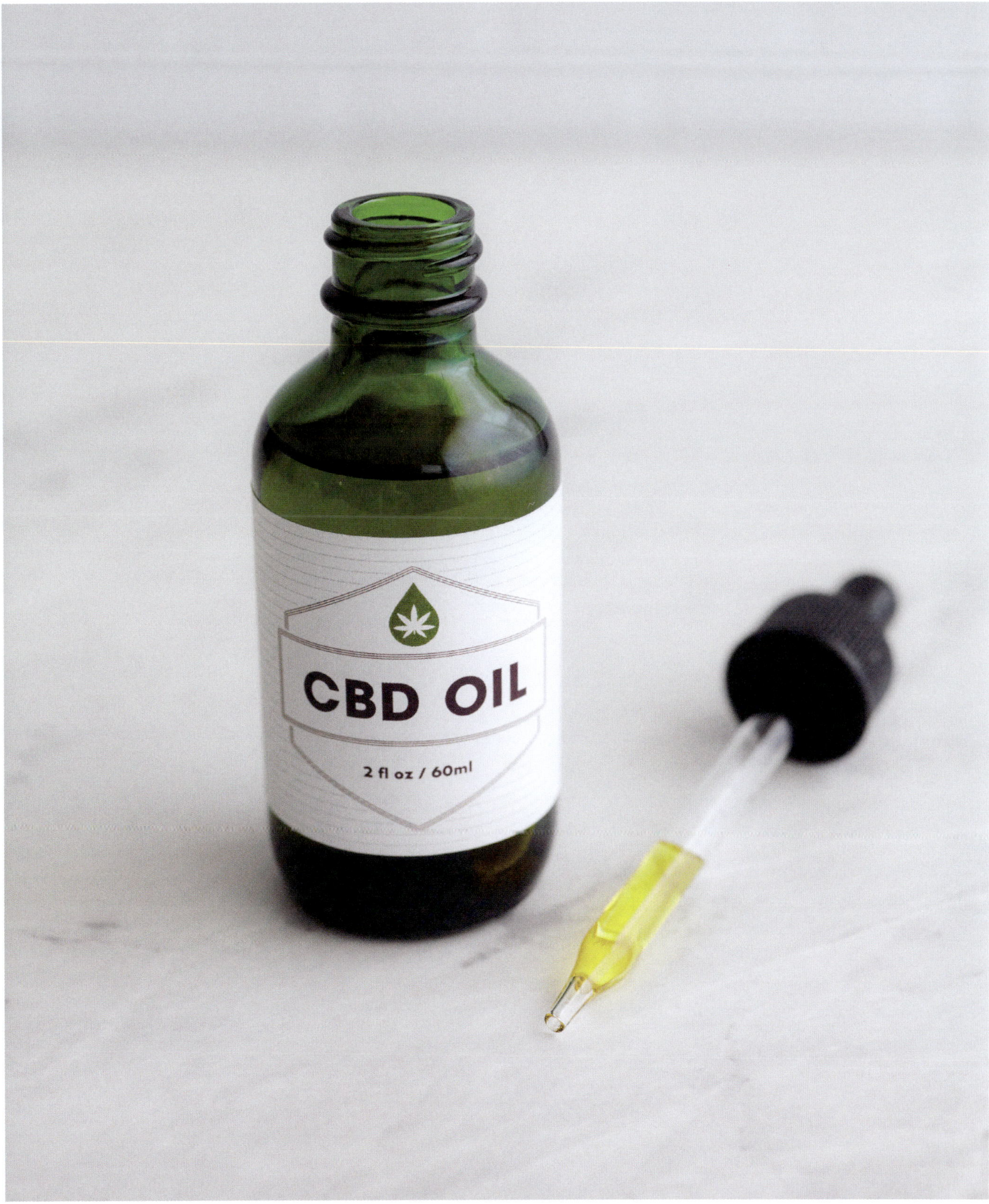
CBD OIL
2 fl oz / 60ml

DIE HÄUFIGSTEN FRAGEN

Sie haben noch Fragen? Hier finden Sie Antworten auf einige der am häufigsten gestellten Fragen, die an keiner anderen Stelle im Buch behandelt werden.

KANN ICH CBD NEBEN ANDEREN MEDIKAMENTEN EINNEHMEN?

CBD ist relativ sicher, gut verträglich und birgt weniger Risiken für unerwünschte Arzneimittelwechselwirkungen als viele andere häufig verschriebene Arzneimittel.

Allerdings kann CBD die Wirksamkeit einiger Medikamente erhöhen, wodurch sich der Bedarf am jeweiligen Medikament verringert. CBD kann aber auch dazu führen, dass einige Arzneimittel weniger wirksam sind, wodurch die Art der Verabreichung dieser Medikamente geändert werden muss.

Wenn Sie verschreibungspflichtige Medikamente einnehmen, sprechen Sie am besten mit einem erfahrenen Arzt, um mehr über bestimmte Arzneimittelwechselwirkungen zu erfahren. Er oder sie kann Ihnen sagen, was Sie bei der Einnahme von CBD mit Ihren Medikamenten beachten sollten.

HAT CBD-ÖL NEBENWIRKUNGEN?

Viele Patienten sind um Nebenwirkungen besorgt. Die gute Nachricht ist, dass CBD viele der häufigsten Nebenwirkungen verschreibungspflichtiger Medikamente nachweislich nicht verursacht. Im Jahr 2017 ergaben mehrere Studien, dass CBD keinerlei Auswirkungen auf Puls, Atmung, Blutdruck oder Körpertemperatur hat. Es beeinflusst weder psychomotorische Funktionen (Bewegung und Koordination) noch kognitive Fähigkeiten (wie die Fähigkeit, sich an Wörter zu erinnern). Es kommt unter der Einnahme von CBD weder zu Appetit- oder Gewichtsveränderungen noch zu Depressionen oder Psychosen. Kurz gesagt: CBD verursacht keine der Nebenwirkungen, die im Zusammenhang mit Marihuana bekannt sind.

Also, welche Nebenwirkungen verursacht CBD? Am häufigsten wird über Müdigkeit und Schläfrigkeit berichtet, wobei der Schweregrad dosisabhängig ist. Bei richtiger Dosierung sind nachteilige Auswirkungen unwahrscheinlich. Sollte es bei Ihnen aber der Fall sein, hilft es wahrscheinlich schon, Dosis, Zeitpunkt oder Häufigkeit der Anwendung anzupassen.

IST CBD IN EINEM DROGENTEST NACHWEISBAR?

Dies hängt von der Zusammensetzung der Cannabinoide in dem von Ihnen verwendeten Produkt ab. Wenn das Produkt kein THC enthält, können auch keine Marihuana-Metabolite nachgewiesen werden.

Wenn das Produkt jedoch THC enthält – unabhängig von der Menge – kann es zu einem positiven Testergebnis kommen. Das einzige CBD-Produkt, in dem kein THC nachgewiesen werden sollte, ist ein CBD-Isolat. Jedes andere CBD-Produkt enthält eine gewisse Menge THC.

MACHT CBD ABHÄNGIG?

Nein! Das hören wir sogar von höchster Stelle: Laut amerikanischem *National Institute on Drug Abuse* (NIDA) heißt es »CBD scheint eine sichere Droge zu sein, die nicht abhängig macht.«

KANN ICH CBD INS FLUGZEUG MITNEHMEN?

Vielleicht ist das keine gute Idee. Bei Reisen innerhalb der EU kann man jedoch davon ausgehen, dass es bei CBD-Produkten mit weniger als 0,2 Prozent THC keine Probleme geben dürfte. Allerdings ist es immer besser, vor Reiseantritt die geltenden Bestimmungen bezüglich Cannabidiol abzuklären. Grundsätzlich kann man davon ausgehen, dass man in einem Land mit einer strengen Regelung hinsichtlich Anbau, Konsum und Verkauf THC-haltiger Produkte auch bei der Einfuhr von CBD vorsichtig sein sollte. Bei einer liberalen Gesetzgebung dagegen sollte es bei der Mitnahme von CBD-Produkten keine Probleme geben. Um in jedem Falle auf der sicheren Seite zu sein, kann man auch eine ausgedruckte Liste mit der Beschreibung des Produkts und allen Inhaltsstoffen (in englisch oder der Landessprache) mitführen, um diese bei Bedarf vorzeigen zu können. Es gibt Länder, in denen die Wirkung von CBD mit der von THC gleichgesetzt wird. Sieht der Grenzbeamte dann womöglich noch ein Hanfblatt auf der Verpackung, kann das zu einer unangenehmen Situation beim Zoll führen. Im schlimmsten Fall muss man das CBD-Produkt abgeben.

EIGNET SICH CBD AUCH FÜR HAUSTIERE?

Es gibt einige Tierärzte, die Haustiere mit CBD-Produkten behandeln. Ihr Tierarzt berät Sie gerne bei Dosierung und Anwendung von CBD zur Behandlung von Erkrankungen Ihres Tiers.

TEIL 5:
CBD-REZEPTE

In diesem Kapitel finden Sie Rezepte für Getränke, süße und herzhafte Gerichte sowie eine Vielzahl von Spa- und Wellnessprodukten, die Sie alle mit einem handelsüblichen nicht aromatisierten CBD-Öl zubereiten können.

Bestimmen Sie vor der Zubereitung eines Rezepts die richtige CBD-Dosierung für sich und verwenden Sie diese als eine Portion. Zu viel Öl kann Geschmack oder Konsistenz des fertigen Gerichts oder Produkts beeinträchtigen. Verwenden Sie daher nicht mehr als die im Rezept angegebene Menge. Überschreitet die benötigte Dosis die empfohlene Menge, wählen Sie ein konzentrierteres CBD-Öl.

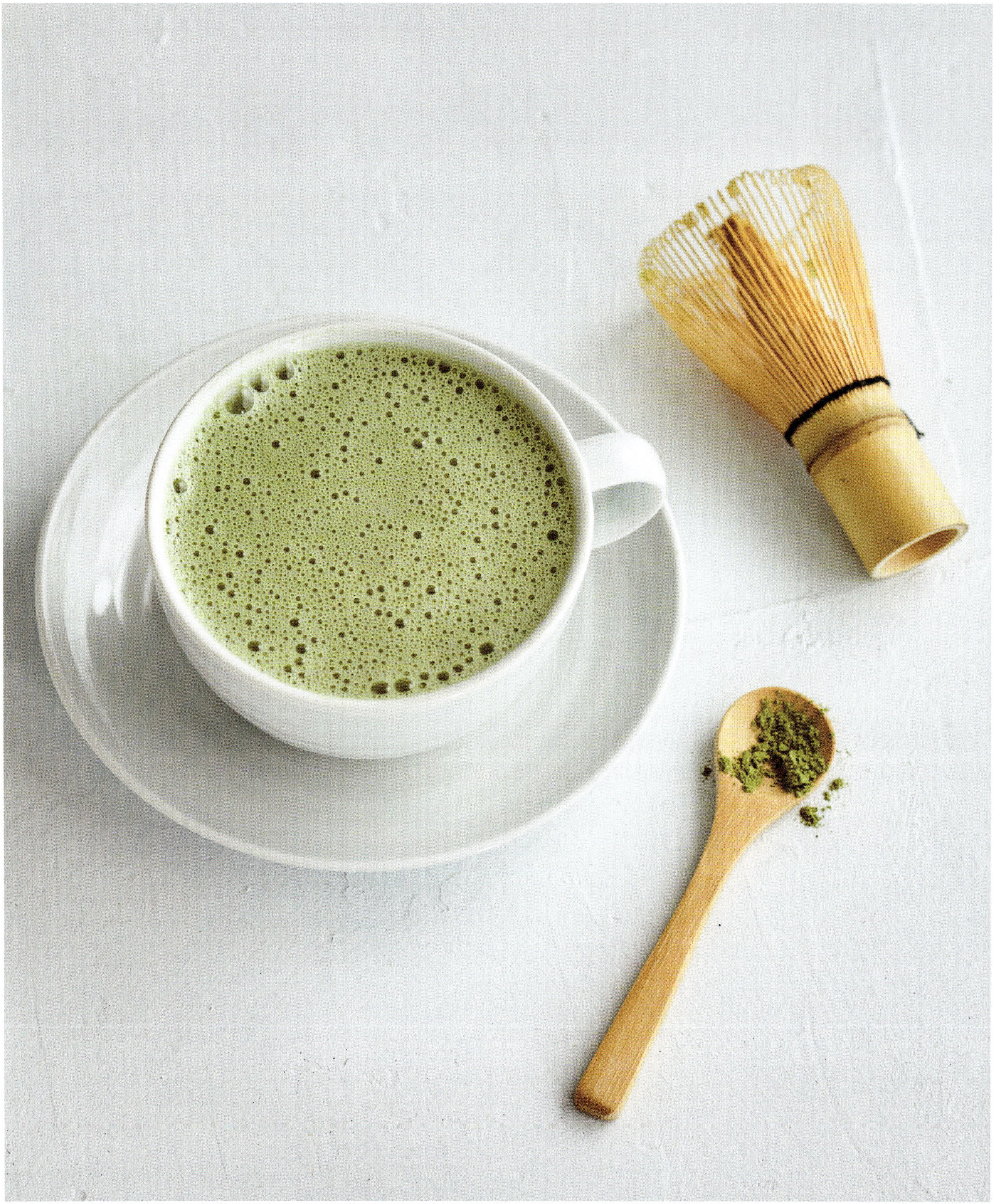

MATCHA LATTE

Gönnen Sie sich diese Latte für einen ruhigen und produktiven Vormittag. Matcha liefert kraftvolle Antioxidantien und einen Koffeinschub. Cremig und leicht süß – alles was Sie brauchen.

ZEIT: 10–15 MINUTEN	ERGIBT: 480 ML	PERSONEN: 2

240 ml laktosefreie Milch
2 Portionen CBD-Öl (aber nicht mehr als 5 ml insgesamt)
2 TL Matcha-Teepulver (5 g; Grünteepulver, erhältlich im Tee- oder Bioladen)
1 TL Zucker (oder ein anderes Süßungsmittel)

1. Milch und CBD-Öl in einem kleinen Topf verrühren. Bei schwacher Hitze erwärmen, aber nicht kochen. Beiseitestellen.
2. in einem kleinen Topf 240 ml Wasser auf 77–82 °C erhitzen. (82 °C nicht überschreiten, sonst wird der Tee sehr bitter.) Inzwischen in zwei Tassen je 1 TL Matcha-Teepulver mit ½ TL Zucker (oder einem anderen Süßgungsmittel) mischen.
3. Die Teemischung jeweils mit 120 ml heißem Wasser übergießen und alles verrühren. Jeweils 120 ml Milchmischung unterrühren. Sofort servieren.

KUCHEN-BHANG

Diese cremige, von einem Kuchen inspirierte Variante des Bhang-Getränks, einer traditionellen hinduistischen Hanfzubereitung, ist mit CBD und dem verträumten Geschmack von Orangenblütenwasser durchsetzt. Leicht süß und zart blumig, beruhigt es sicher.

ZEIT: 20 MINUTEN	ERGIBT: 380 ML	PERSONEN: 2

60 g Schlagsahne
300 ml Milch
1½ TL Zucker (oder ein anderes Süßungsmittel)
Mark von 1 Vanilleschote
2 Portionen CBD-Öl (aber nicht mehr als 10 ml insgesamt)
1 EL Orangenblütenwasser (erhältlich in der Apotheke)
einige Orangenzesten (in feine Streifen geschnittene Bio-Orangenschale, zum Garnieren)

1. Sahne, Milch, Zucker (oder ein anderes Süßungsmittel) und Vanillemark in einem kleinen Topf unter ständigem Rühren bei mittlerer Hitze erwärmen, bis die Flüssigkeit dampft, aber nicht kocht. Das CBD-Öl gut unterrühren.

2. Den Topf von der Herdplatte nehmen. Das Orangenblütenwasser unter die Milchmischung rühren. Das Kuchen-Bhang in Tassen füllen, mit Orangenzesten garnieren und sofort servieren.

ACH, WIEN!

Mit CBD angereicherte Schlagsahne und ein Hauch von Vanille ergeben ein süßes, cremiges Topping für diesen Wiener Kaffee. Wenn Sie kein Kaffeetrinker sind, probieren Sie die Sahne auf heißem Kakao oder frischen Früchten.

ZEIT: 5 MINUTEN, PLUS 15 MINUTEN FÜR DEN KAFFEE	ERGIBT: 710 ML	PERSONEN: 4

120 g Schlagsahne
2 TL Zucker
Mark von ½ Vanilleschote
4 Portionen CBD-Öl (aber nicht mehr als 10 ml insgesamt)
710 ml heißer Kaffee, frisch aufgebrüht
1 kleines Stück Zimtstange, frisch gerieben (zum Garnieren)

1. Sahne, Zucker, Vanillemark und CBD-Öl in einer Rührschüssel vermengen. Mit den Quirlen des Handrührgeräts auf höchster Stufe schlagen, bis die Sahne weiche Spitzen bildet.

2. Den heißen Kaffee in vier kleine Tassen gießen, dabei in jeder Tasse noch etwas Platz lassen. In jede Tasse einen großen Klecks Sahne geben, mit Zimt bestreuen und sofort servieren.

TIPP:
Für die CBD-Schlagsahne können Sie auch einen Sahnespender verwenden. Sahne, Zucker, Vanillemark und CBD-Öl verrühren, nach Geräteanleitung einfüllen und zubereiten.

MAGEN-DARM-TEE

Dieser frische und sehr starke Ingwertee ist das Tor zur Linderung einer Magenverstimmung. Die Kombination aus CBD, frischem Ingwer und grüner Minze unterstützt die Verdauung und hilft gegen Übelkeit.

ZEIT: 20 MINUTEN	ERGIBT: 500 ML	PERSONEN: 2

1 Stück Ingwer (etwa 10 cm, nach Belieben auch mehr)
2 Stängel Minze
2 TL Milch
2 Portionen CBD-Öl (aber nicht mehr als 5 ml insgesamt)
1 TL Honig (oder ein anderes Süßungsmittel)

1. Den Ingwer schälen und fein hacken. Die Minze waschen und trocken schütteln. Ingwer und Minze mit 600 ml Wasser in einem kleinen Topf verrühren. Bei mittlerer Hitze aufkochen und zugedeckt 15 Minuten köcheln lassen.

2. Inzwischen die Milch in einem kleinen Topf auf dem Herd bei schwacher Hitze oder 30 Sekunden in einer Tasse in der Mikrowelle erwärmen. Das CBD-Öl einrühren.

3. Das Ingwer-Minze-Wasser vom Herd nehmen und durch ein Sieb in zwei Tassen gießen. Die Reste im Sieb wegwerfen.

4. Die warme CBD-Milch gleichmäßig auf die Tassen verteilen. Je ½ TL Honig (oder ein anderes Süßungsmittel) unterrühren. Sofort servieren.

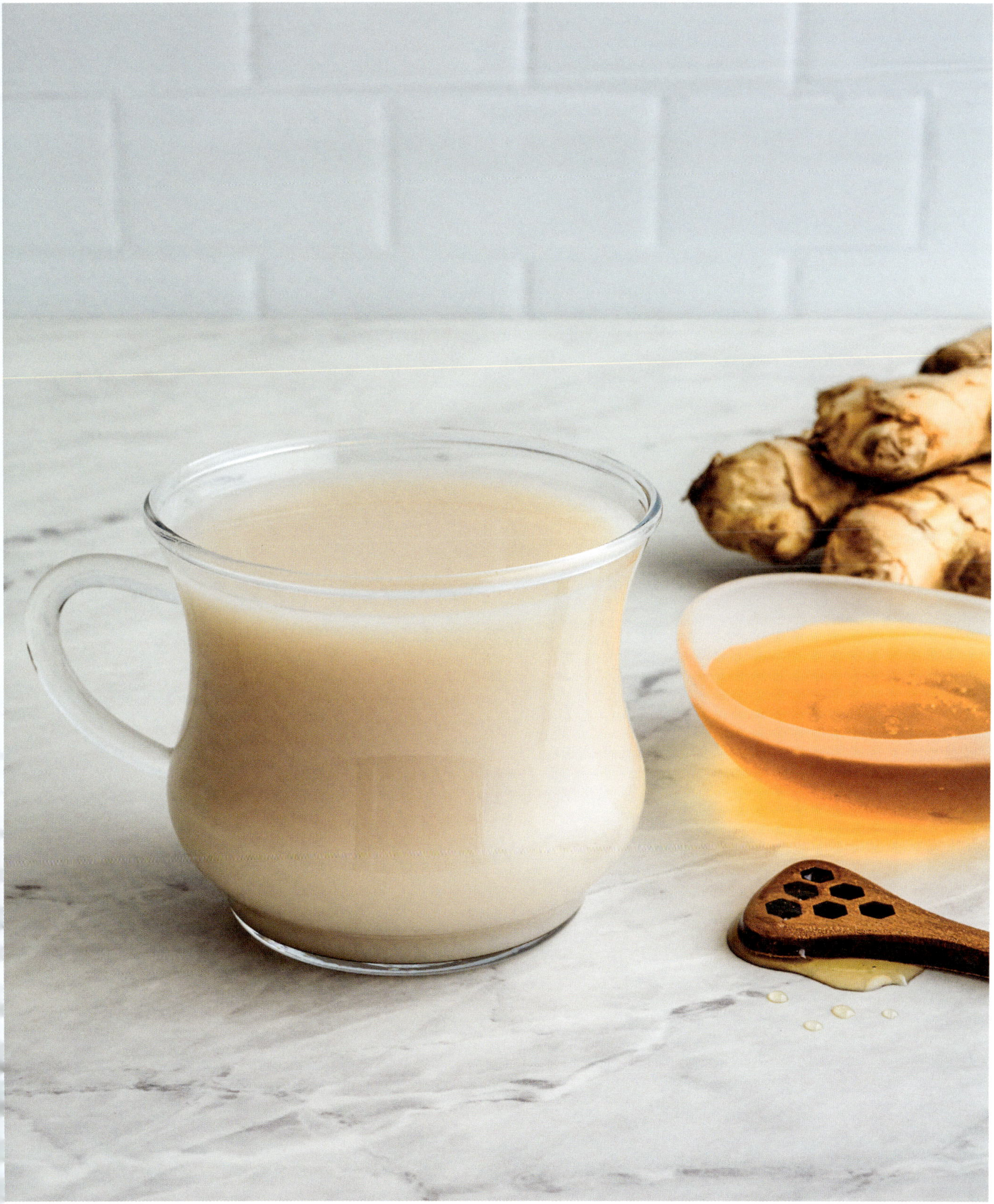

WÜSTENBLUMENKAFFEE

Dieses traditionelle Getränk mit den würzig-blumigen Aromen von Kardamom und Rosenwasser belebt am Nachmittag. Servieren Sie den fein gemahlenen Kaffee nach türkischer oder arabischer Art in kleinen Mokkatassen.

ZEIT: 10–15 MINUTEN	ERGIBT: 230 ML	PERSONEN: 2–3

1 Kardamomkapsel
3 EL Milch
2–3 Portionen CBD-Öl (aber nicht mehr als 5 ml insgesamt)
2 EL fein gemahlener Kaffee (aus mittel bis dunkel gerösteten Kaffeebohnen, kein lösliches Kaffeepulver)
¼–½ TL Rosenblütenwasser
etwas Honig (oder ein anderes Süßungsmittel; zum Abschmecken)

1. Die Kardamomkapsel aufbrechen und die Samen herauslösen. Die Kardamomsamen in einem Mörser zerstoßen, damit sie ihr Aroma entfalten.
2. Die Milch in einem kleinen Topf auf dem Herd bei schwacher Hitze oder in einer Tasse in der Mikrowelle erwärmen und das CBD-Öl einrühren. Die Milchmischung in ein kleines Kännchen gießen und beiseitestellen.
3. Kaffeepulver, zerstoßene Kardamomsamen und 180 ml Wasser in einem Topf verrühren und bei mittlerer Hitze aufkochen. Den Topf vom Herd nehmen. Das Rosenblütenwasser unterrühren, bis der Kaffee an der Oberfläche leicht cremig ist.
4. Den Kaffee in Mokkatassen gießen und sofort servieren. CBD-Milch und zum Süßen Honig (oder ein anderes Süßungsmittel) getrennt dazu reichen.

EIN KUGELSICHERER MORGEN

Bulletproof Coffee enthält Bio-Ghee und sorgt für zusätzliche gesunde Fette. Diese CBD-Version kann mit jedem frisch gebrühten Kaffee zubereitet werden, gerne auch mit aromatisiertem Kaffee, etwa mit Vanille- oder Schokomandelaroma.

ZEIT: 5 MINUTEN	ERGIBT: 480 ML	PERSONEN: 2

480 ml Kaffee, frisch aufgebrüht
1 EL Bio-Ghee
2 Portionen CBD-Öl (aber nicht mehr als 5 ml insgesamt)
etwas Zucker (oder ein anderes Süßungsmittel; zum Abschmecken)

1. Heißen Kaffee, Ghee, CBD-Öl und zum Abschmecken Zucker (oder ein anderes Süßungsmittel) im Mixer 1–2 Minuten schaumig schlagen.
2. Den Kaffee in zwei Tassen verteilen und sofort servieren. Nach Belieben noch Zucker zum Nachsüßen dazu reichen.

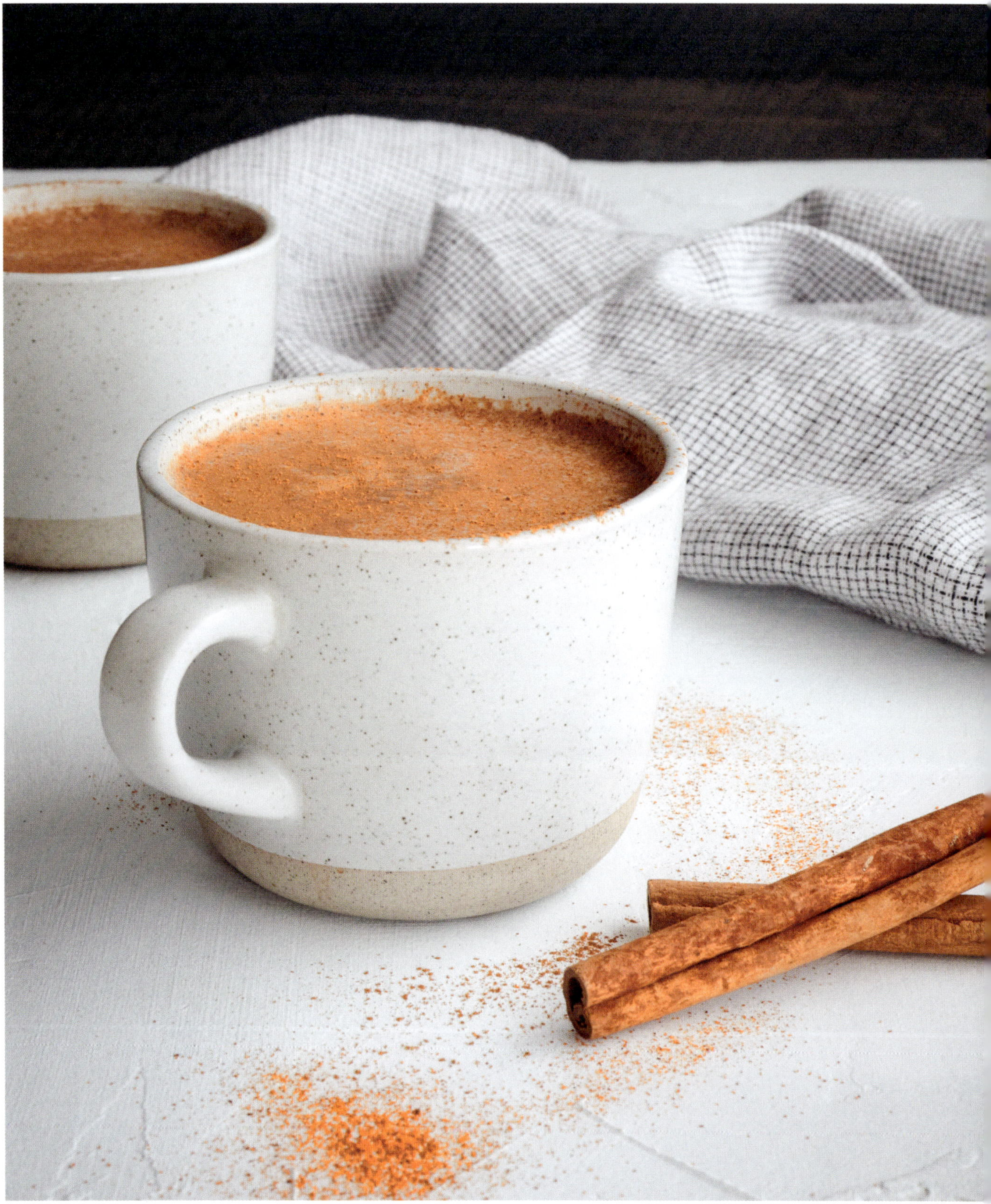

MEXIKANISCHE SCHOKOLADE

Ein belebendes und nahrhaftes heißes Kakaogetränk mit CBD und dem Geschmack nach Zimt mit einer Prise Cayennepfeffer. Verwenden Sie Ceylon-Zimt – nur er verleiht dem Kakao jenen unverwechselbaren, blumigen Zimtgeschmack.

ZEIT: 15 MINUTEN	ERGIBT: 480 ML	PERSONEN: 2

480 ml Milch
2 EL Kakaopulver
1 EL Zucker (oder ein anderes Süßungsmittel)
½ TL gemahlener Zimt (vorzugsweise Ceylon-Zimt)
Mark von ½ Vanilleschote
1 Prise Cayennepfeffer
2–3 Portionen CBD-Öl (aber nicht mehr als 5 ml insgesamt)
2 Zimtstangen (zum Garnieren)

1. Milch, Kakaopulver, Zucker (oder ein anderes Süßungsmittel), gemahlenen Zimt, Vanillemark und Cayennepfeffer in einem Topf verrühren. Bei mittlerer bis starker Hitze unter häufigem Rühren bis knapp unter den Siedepunkt erwärmen, bis sich Zucker und Kakaopulver vollständig aufgelöst haben.

2. Den Topf von der Herdplatte nehmen. Das CBD-Öl unter die Milchmischung rühren. Die mexikanische Schokolade in zwei Tassen verteilen, mit je 1 Zimtstange garnieren und sofort servieren.

GOLDENE MILCH

Ein cremiges und mildwürziges Komfortgetränk mit CBD-Öl, das zu jeder Tageszeit Linderung bringt. Kurkumawurzel verleiht einen frischeren Geschmack als Kurkumapulver, und schwarze Pfefferkörner unterstützen die Bioverfügbarkeit von Kurkuma.

ZEIT: 20 MINUTEN	ERGIBT: 480 ML	PERSONEN: 2

1 Stück Kurkuma (etwa 6 cm)
480 ml Milch
6 schwarze Pfefferkörner
2 Portionen CBD-Öl (aber nicht mehr als 5 ml insgesamt)
etwas Honig (oder ein anderes Süßungsmittel; nach Belieben)
frisch gemahlener Pfeffer (zum Garnieren)

1. Die Kurkumawurzel schälen und grob hacken. Mit Milch und Pfefferkörnern in einem kleinen Topf verrühren. Bei schwacher bis mittlerer Hitze zum Köcheln bringen und unter ständigem Rühren 15 Minuten leicht köcheln lassen – die Milch darf nicht anbrennen!

2. Die Milchmischung sofort durch ein Sieb in zwei Tassen gießen. In jede Tasse je 1 Portion CBD-Öl geben und gut unterrühren. Nach Belieben noch mit etwas Honig (oder einem anderen Süßungsmittel) süßen. Die goldene Milch mit Pfeffer bestreuen und sofort servieren.

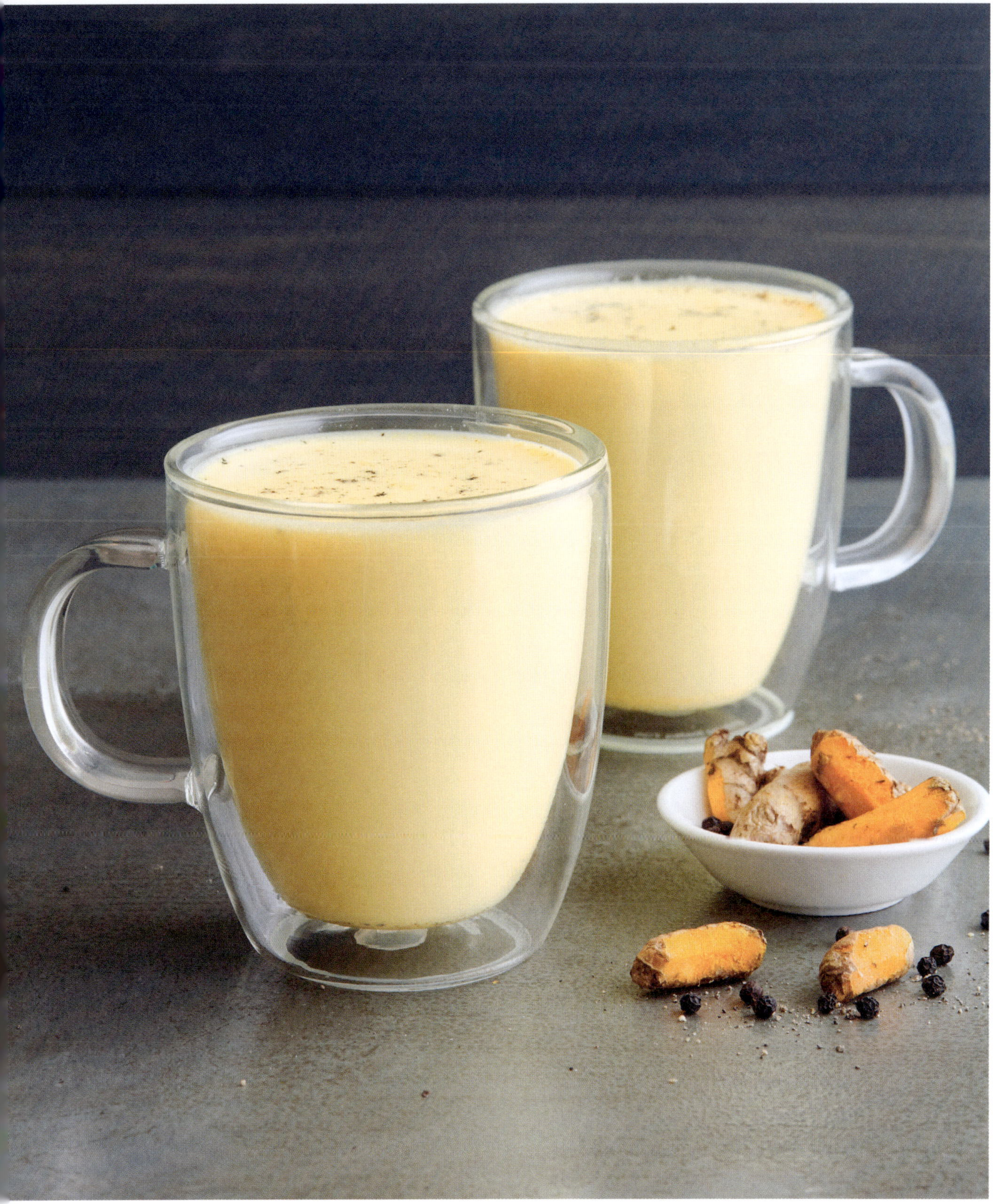

PUNJABI CHAI

Dies ist eine CBD-Variante des traditionellen Tees aus der indischen Region Punjab, für den schwarzer Tee und Gewürze mit Milch aufgebrüht werden. Am besten süßen Sie mit Jaggery- oder braunem Zucker.

ZEIT: 10 MINUTEN	ERGIBT: 540 ML	PERSONEN: 2

2 Kardamomkapseln
540 ml Milch
1 TL schwarze Teeblätter (z.B. Assam)
5 Gewürznelken
1 Sternanis
1 Zimtstange
2 Portionen CBD-Öl (aber nicht mehr als 5 ml insgesamt)
Jaggery-Zucker (ayurvedischer Rohrzucker, erhältlich im Asialaden; oder ein anderes Süßungsmittel; nach Belieben)

1. Die Kardamomkaspeln aufbrechen. Die Kardamomsamen herauslösen und mit Milch, Teeblättern, Gewürznelken, Sternanis und Zimtstange in einem kleinen Topf gut verrühren.

2. Die Milchmischung bei schwacher bis mittlerer Hitze unter häufigem Rühren bis knapp unter den Siedepunkt erwärmen und dann 3 Minuten ziehen lassen – die Mischung darf nicht kochen, damit die Milch nicht anbrennt.

3. Die Milch durch ein Sieb in zwei Tassen gießen. In jede Tasse je 1 Portion CBD-Öl geben und gut unterrühren. Den Punjabi Chai nach Belieben mit Jaggery-Zucker (oder einem anderen Süßungsmittel) süßen und sofort servieren.

SALZKARAMELLCREME

Der unverwechselbare Geschmack von Salzkaramell macht dieses cremige Dessertgetränk unwiderstehlich köstlich. Das aromatische Getränk erinnert an eine Crème brûlée und wird am besten in kleinen Espressotassen serviert.

ZEIT: 15 MINUTEN	ERGIBT: 360 ML	PERSONEN: 2

180 ml Milch
180 g Schlagsahne
2 EL brauner Zucker (z. B. Turbinado)
½ TL Meersalz
Mark von 1 Vanilleschote
2 Portionen CBD-Öl (aber nicht mehr als 10 ml insgesamt)

1. Milch, Sahne, Zucker, Salz und Vanillemark in einem kleinen Topf verrühren. Bei mittlerer Hitze unter ständigem Rühren zum Köcheln bringen. Die Milchmischung leicht köcheln lassen, bis sie dampfend heiß ist und sich der Zucker vollständig aufgelöst hat. Zum Schluss das CBD-Öl gut unterrühren.

2. Den Topf von der Herdplatte nehmen. Die Salzkaramellcreme in zwei Tassen verteilen und sofort servieren.

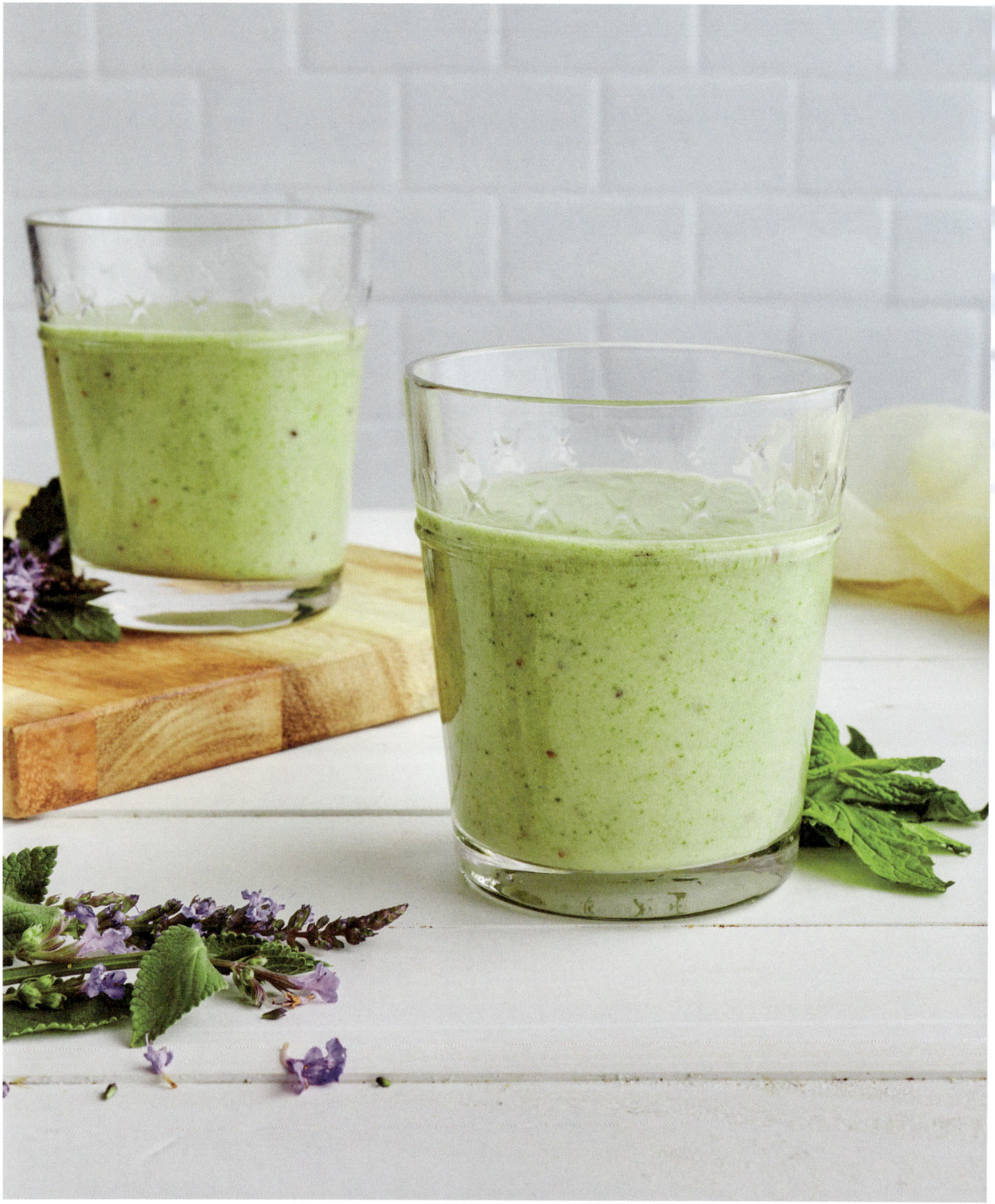

GRÜNER SMOOTHIE

Dieser cremig grüne Smoothie ist vollmundig und nahrhaft. Die Süße von Kokosnuss und Banane wird durch die säuerlichen Aromen von Kiwi und Apfel ausgeglichen. Spinat und Proteinpulver sorgen für viele extra Nährstoffe.

ZEIT: 10 MINUTEN	ERGIBT: 750 ML	PERSONEN: 3

480 ml Kokosmilch
2 Portionen CBD-Öl (aber nicht mehr als 5 ml insgesamt)
3 mittelgroße Kiwis
1 große Banane
2 mittelgroße grüne Äpfel
30 g Baby-Blattspinat
4–5 Minzeblätter
1 Messlöffel Proteinpulver (nach Belieben mit Vanillegeschmack; erhältlich im Internet oder Bioladen)
6 Eiswürfel

1. Die Kokosmilch mit dem CBD-Öl im Mixer auf höchster Stufe cremig schlagen, bis sich die Zutaten vollständig miteinander verbunden haben.
2. Die Kiwis und die Banane schälen und in grobe Stücke schneiden. Die Äpfel gut waschen, vierteln und entkernen. Den Spinat und die Minze waschen.
3. Die vorbereiteten Zutaten mit dem Proteinpulver und den Eiswürfeln zum Kokosmilchmix geben und alles auf höchster Stufe zu einem cremigen Smoothie mixen. Den Smoothie in zwei Gläser füllen und sofort servieren.

TIPP:
Für einen besonders erfrischenden Smoothie alle Zutaten, außer CBD-Öl und Banane, vor der Zubereitung eine Weile im Kühlschrank kalt stellen.

ROTE-BEEREN-SMOOTHIE

Ein blumig-süßer Beerensmoothie, der Ihre Sinne verwöhnt – ohne Zusatz von Zucker. Die kühlenden Eigenschaften des Rosenwassers gepaart mit CBD lassen ein herrlich erfrischendes und beruhigendes Getränk entstehen.

ZEIT: 3 MINUTEN	ERGIBT: 570–810 ML	PERSONEN: 2

500 g gemischte rote Beeren (TK, z. B. Erdbeeren, Heidelbeeren oder Himbeeren)
1 EL Rosenblütenwasser
2 Portionen CBD-Öl (aber nicht mehr als 5 ml insgesamt)
2 TL Orangensaft (oder 1 TL Zitronensaft)
240–480 ml Mandeldrink (ungesüßt)
einige Rosenblütenblätter (unbehandelte frische oder getrocknete)
1 kleine Handvoll Himbeeren (zum Garnieren)

1. Die Beeren mit Rosenblütenwasser, CBD-Öl, Orangensaft (oder Zitronensaft) und 240 ml Mandeldrink in den Mixer geben.
2. Alles auf höchster Stufe 2 Minuten zu einem cremigen Smoothie mixen, dabei nach und nach noch so viel Mandeldrink dazugießen, bis die gewünschte Konsistenz erreicht ist.
3. Den Smoothie in Gläser füllen und mit Rosenblütenblättern sowie ein paar Himbeeren garnieren.

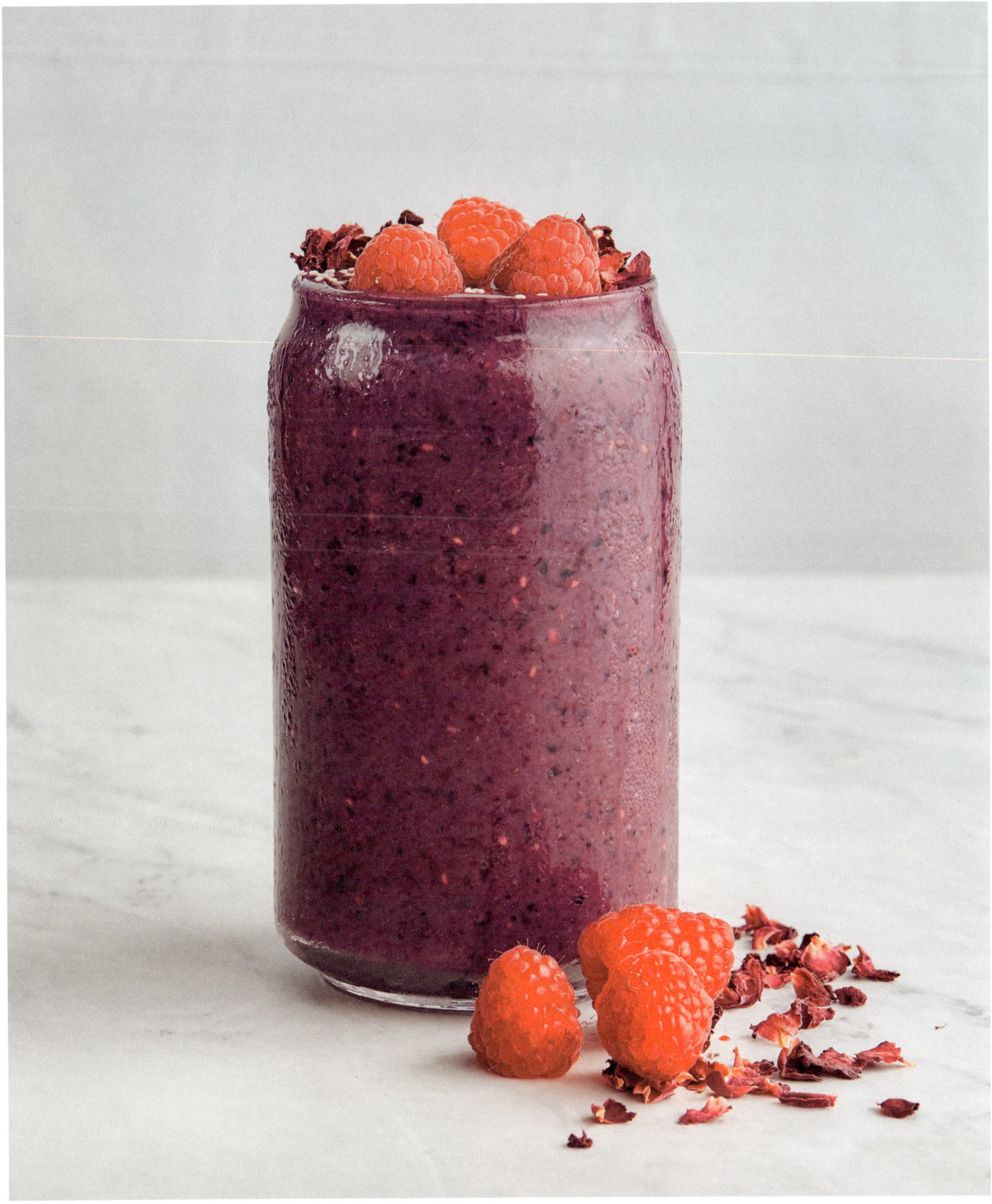

KIRSCH-LIMETTEN-SMOOTHIE

Als CBD-Variante der klassischen Geschmackskombination aus Kirsche und Limette ist dieser schaumige Smoothie die perfekte Erfrischung bei Muskelschmerzen. Genießen Sie ihn eiskalt und verwenden Sie am besten tiefgefrorene entsteinte Kirschen.

ZEIT: 5 MINUTEN, PLUS 3 STUNDEN ZIEHZEIT	ERGIBT: 710 ML	PERSONEN: 2

120 g Cashewkerne
etwa 360 ml kaltes Mineralwasser mit Kohlensäure
2 Portionen CBD-Öl (aber nicht mehr als 5 ml insgesamt)
200 g entkernte Kirschen (TK)
Saft von 1 Limette
etwas Honig (oder ein anderes Süßungsmittel, zum Abschmecken)

1. Die Cashewkerne in einer mittelgroßen Schüssel mit so viel Wasser übergießen, dass sie mindestens 2,5 cm hoch bedeckt sind. 3 Stunden ziehen lassen. Abgießen.

2. Eingeweichte Cashewkerne, Mineralwasser und CBD-Öl im Mixer auf höchster Stufe milchig-schaumig pürieren.

3. Tiefgefrorene Kirschen und Limettensaft dazugeben und alles zu einem cremigen Smoothie mixen. Mit Honig (oder einem anderen Süßungsmittel) abschmecken und noch einmal durchmixen. In gekühlte Gläser verteilen und sofort servieren.

ISLANDSMOOTHIE

Kokosnuss, Ananas, Banane und Mango verleihen diesem cremigen Smoothie ihre tropischen Aromen. Er ist reich an Proteinen und nahrhaften Fetten und kann am Mittag durchaus eine Mahlzeit ersetzen.

ZEIT: 5 MINUTEN	ERGIBT: 750 ML	PERSONEN: 3

410 g Ananasfruchtfleisch
1 mittelgroße Banane
1 mittelgroße Mango
480 ml Kokosmilch
2 Messlöffel Proteinpulver mit Vanillegeschmack (erhältlich im Internet oder Bioladen)
240 ml Eiswürfel, zerstoßen
2 Portionen CBD-Öl (aber nicht mehr als 5 ml insgesamt)
2 Scheiben Ananas (zum Garnieren)

1. Das Ananasfruchtfleisch in grobe Würfel schneiden. Die Banane schälen und in grobe Stücke schneiden. Die Mango schälen, das Fruchtfleisch in Scheiben vom Kern schneiden.

2. Alle vorbereiteten Zutaten mit Kokosmilch, Proteinpulver, Eiswürfeln und CBD-Öl im Mixer auf höchster Stufe 2 Minuten zu einem cremigen Smoothie mixen.

3. Den Islandsmoothie in zwei Gläser füllen und jeweils mit einer Ananasscheibe garnieren. Sofort servieren.

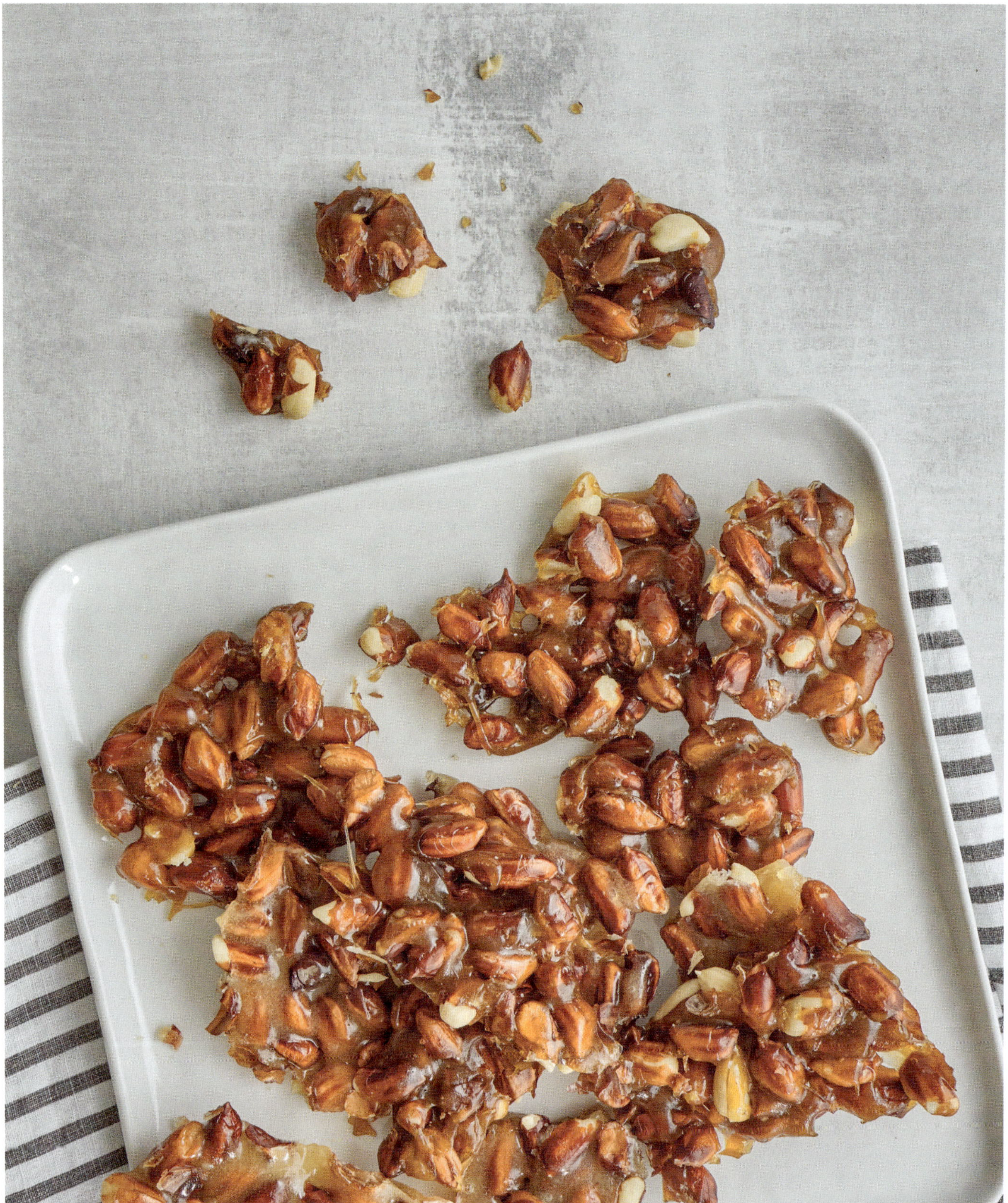

ERDNUSSKROKANT

Wilde Erdnüsse sind ein naturbelassenes Superfood, wachsen in Brasilien und sind, anders als viele handelsübliche Erdnüsse, genetisch unverändert. Sie ergeben ein erstaunliches Erdnusskrokant – vor allem unter Zugabe von CBD.

ZEIT: 35 MINUTEN, PLUS 20 MINUTEN ABKÜHLZEIT	ERGIBT: 340 G	PERSONEN: 6–8

100 g Turbinado-Zucker (ayurvedischer Rohrzucker, erhältlich im Asialaden; oder Jaggery-Zucker)
Mark von ½ Vanilleschote
½ TL Salz
3 EL Ghee
6–8 Portionen CBD-Öl (aber nicht mehr als 10 ml insgesamt)
½ TL Backpulver
165 g rohe, junge wilde Erdnüsse (erhältlich z. B. im Internet oder Bioladen)

1. Zucker, 120 ml Wasser, Vanillemark und Salz in einem kleinen Topf verrühren. Die Mischung bei schwacher bis mittlerer Hitze erwärmen, bis sich der Zucker vollständig aufgelöst hat.

2. Ein Zuckerthermometer in den Topf geben. Die Flüssigkeit bei schwacher bis mittlerer Hitze etwa 30 Minuten köcheln lassen, bis sie eine Temperatur von 149 °C erreicht hat. Den Topf sofort von der Herdplatte nehmen.

3. Ghee, CBD-Öl und Backpulver gut unterrühren. Die Erdnüsse dazugeben und alles rasch vermischen.

4. Die Arbeitsplatte (oder ein Backblech) mit Backpapier auslegen und die Erdnussmischung gleichmäßig darauf verteilen. Auskühlen und fest werden lassen.

5. Den Krokant in gewünschte Portionen brechen und servieren. Eventuelle Reste in einem luftdichten Behälter aufbewahren. Dort halten sie sich bis zu 1 Monat.

BERUHIGENDES KRÄUTEREIS

Cremige Kokosmilch gepaart mit kühlender Minze und Lavendel wird mit CBD zu einem erfrischenden Eis am Stiel und einem perfekten Beruhigungsmittel gegen Angstzustände. Gönnen Sie sich dieses Eis für Ruhe und Entspannung.

ZEIT: 5 MINUTEN, PLUS 3 STUNDEN GEFRIERZEIT	ERGIBT: 4 STIELEIS (À 80 ML)	PERSONEN: 4

100 g Kokosmilchpulver (erhältlich im Bioladen oder Internet)
1 EL Zitronensaft
½ TL getrocknete Lavendelblüten
4–6 Minzeblätter
60 ml Agavensirup
4 Portionen CBD-Öl (aber nicht mehr als 10 ml insgesamt)
4 Stieleisförmchen (à 80 ml)

1. Alle Zutaten mit 120 ml sehr heißem Wasser im Mixer auf höchster Stufe etwa 4 Minuten cremig schlagen.

2. Die Masse gleichmäßig in die Stieleisförmchen verteilen und die Stiele hineinstecken. Das Eis mindestens 3 Stunden im Tiefkühlfach gefrieren lassen. Es behält dort bis zu 1 Monat das volle Aroma.

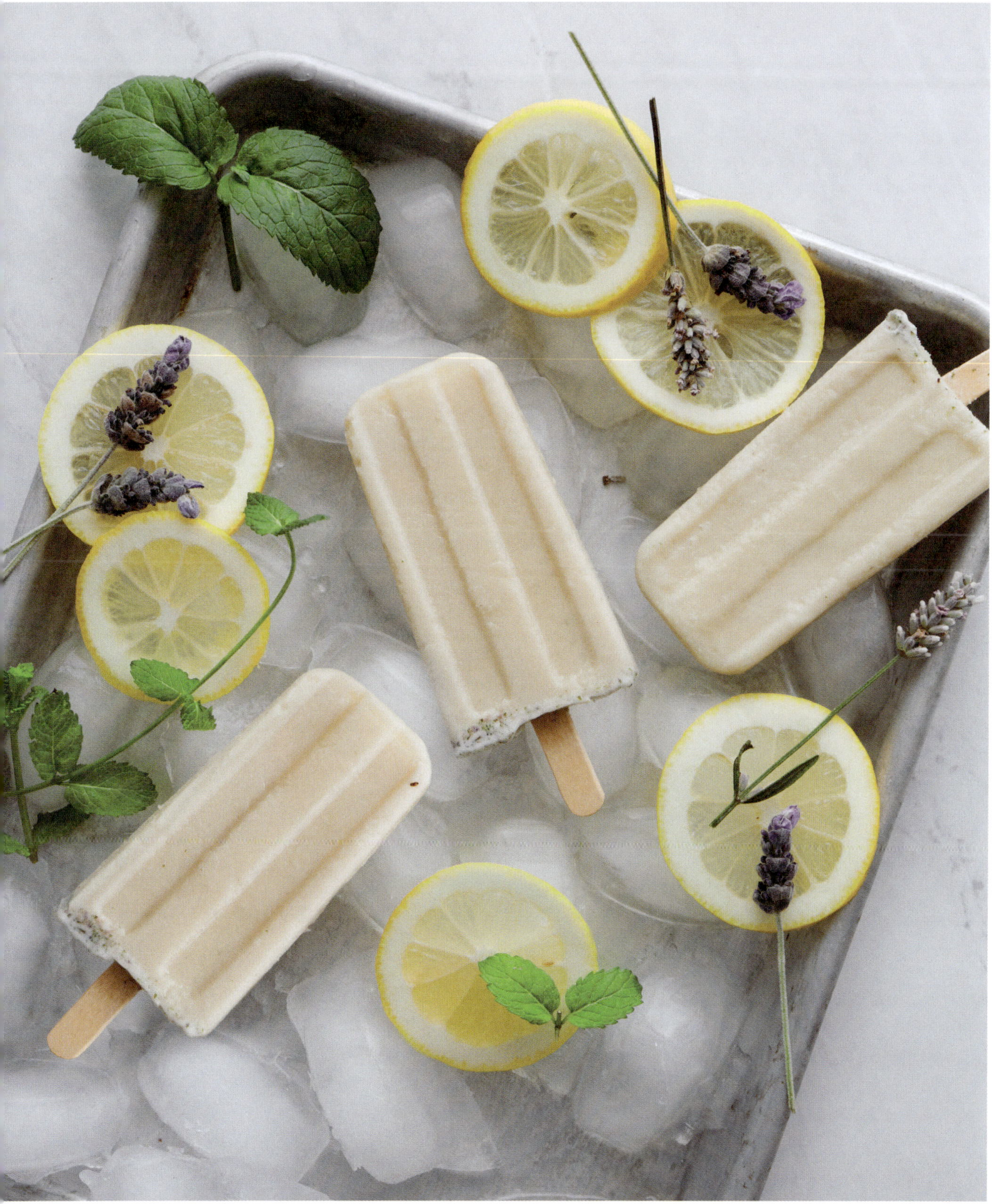

GUMMIBÄRCHEN

Diese Bärchen bieten eine süße, kleine Umarmung, wenn Sie eine brauchen. Mit Blutorangensaft werden sie tiefrot, aber jeder andere frisch gepresste Saft tut es auch. Verwenden Sie eine spezielle Silikonform für traditionelle Gummibärchen.

ZEIT: 30 MINUTEN, PLUS 30 MINUTEN RUHEZEIT	ERGIBT: 48 MINI-GUMMIBÄRCHEN	PERSONEN: 4–6

240 ml Blutorangensaft, frisch gepresst (oder ein anderer frisch gepresster Saft)
4 TL Zucker
5 EL Agar-Agar (pflanzliches Geliermittel, erhältlich im Bioladen)
4–6 Portionen CBD-Öl (aber nicht mehr als 2,5 ml insgesamt)
Silikonform für Gummibärchen

1. Den Blutorangensaft in einem kleinen Topf bei mittlerer Hitze aufkochen und auf etwa 160 ml einkochen. Den Zucker unter Rühren darin auflösen. Den Topf vom Herd nehmen. Den Saft auf Zimmertemperatur abkühlen lassen. Um das Abkühlen zu beschleunigen, den Saft in eine Schüssel gießen und für etwa 20 Minuten kalt stellen.

2. Den abgekühlten Saft wieder in den Topf gießen. Das Agar-Agar nach und nach portionsweise dazugeben und jeweils gut unterrühren, bis es sich vollständig aufgelöst hat.

3. Das CBD-Öl unterrühren. Die Mischung bei schwacher bis mittlerer Hitze unter ständigem Rühren zu einer honigartigen Konsistenz eindicken. Den Topf vom Herd nehmen.

4. Die Saftmischung rasch in die Bärchenformen füllen, entweder mithilfe eines Löffels oder mit einer Küchenspritze. Die Form mit den Bärchen für 30 Minuten in den Kühlschrank stellen.

5. Die Form aus dem Kühlschrank nehmen, die Bärchen herauslösen und in einen luftdichten Behälter geben. Sie halten sich im Kühlschrank bis zu 2 Wochen.

TIPP:
Dieses Rezept gelingt nur mit einer kleinen Menge Öl. Wählen Sie ein konzentrierteres CBD-Öl mit einer hohen Milligramm-Dosierung, um den CBD-Gehalt Ihrer Bärchen zu steigern.

WÜRZIGE KAKAOKUGELN

Diese CBD-Kakaokugeln müssen nicht gebacken werden und sind in nur wenigen Minuten fertig. Mit ihrem herrlichen Schokoladengeschmack und dem Kick wärmender Gewürze ergeben sie eine köstlich befriedigende Nascherei.

ZEIT: 15 MINUTEN, PLUS 20 MINUTEN ABKÜHLZEIT	ERGIBT: 12 KUGELN (À 4 CM Ø)	PERSONEN: 12

80 g Mandelmehl (erhältlich im Bioladen)
40 g Macapulver (erhältlich im Bioladen)
1 EL + 1 TL frisch geriebener Ingwer
¼ TL gemahlener Kardamom
1 Prise Cayennepfeffer
Mark von ½ Vanilleschote
80 g Zucker (oder Kokosblütenzucker)
65 g Kakaopulver
115 ml zerlassenes Kokosöl
12 Portionen CBD-Öl (aber nicht mehr als 15 ml insgesamt)
Puderzucker (zum Wälzen)

1. Mandelmehl, Macapulver, 1 EL Ingwer, Kardamom und Cayennepfeffer in einer mittelgroßen Schüssel verrühren. Das Vanillemark gut untermischen. Zucker und Kakaopulver gründlich einarbeiten. Die Mischung beiseitestellen.

2. In einer kleinen Schüssel 85 ml Kokosöl gut mit dem CBD-Öl verrühren. Die Kokosöl-CBD-Mischung mit einem Teigschaber unter die trockenen Zutaten mengen und alles zu einem Teig verarbeiten, der sich zu Kugeln formen lässt. Gegebenenfalls noch das restliche Kokosöl (30 ml) unterarbeiten.

3. Ein Arbeitsbrett mit Backpapier auslegen. Aus der Mandelmehlmasse zwölf etwa 4 cm große Kugeln formen und diese auf das Backpapier legen. Die Kugeln etwa 20 Minuten in den Kühlschrank stellen, bis sie fest sind.

4. Puderzucker und restlichen Ingwer (1 TL) in einer kleinen Schüssel vermischen. Die Kugeln in der Puderzuckermischung wälzen, bis sie rundum davon überzogen sind. Die Kakaokugeln sofort genießen oder in einem luftdichten Behälter im Kühlschrank aufbewahren. Dort behalten sie ihr Aroma bis zu 1 Monat.

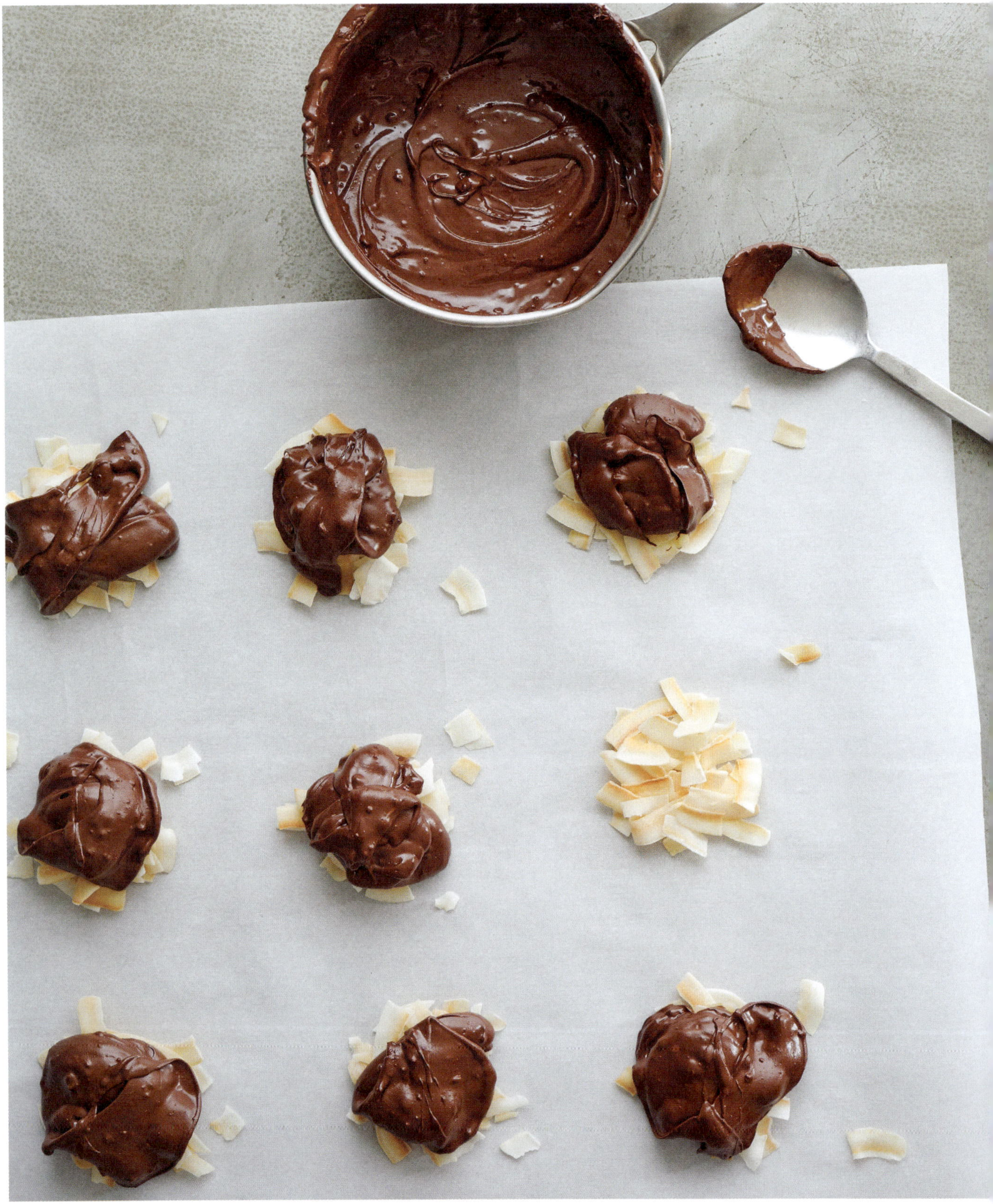

SCHOKOKROSSIES

Der Geschmack dunkler Schokolade geht in diesem Rezept, das in nur wenigen Minuten zubereitet ist, mit der wohltuenden Wirkung von CBD eine tolle Verbindung ein. Geröstete Kokoschips verleihen diesen Krossies einen knusprigen Biss und ein nussiges Aroma.

ZEIT: 25 MINUTEN, PLUS 30 MINUTEN KÜHLZEIT	ERGIBT: 24 KROSSIES	PERSONEN: 12

75 g geröstete Kokoschips (erhältlich im Bioladen)
260 g Zartbitterschokolade
12 Portionen CBD-Öl (aber nicht mehr als 15 ml insgesamt)

1. Ein Backblech mit Backpapier auslegen. Die Kokoschips mit einem Teelöffel als zwölf kleine Häufchen darauf verteilen. Dabei je etwa 8 cm Platz zwischen den einzelnen Häufchen lassen, damit die zerlaufende Schokolade nicht zusammenklebt. Beiseitestellen.

2. Die Schokolade hacken oder in kleine Stücke brechen und in einer Schüssel über dem Wasserbad bei mittlerer Hitze unter ständigem Rühren schmelzen. Vom Herd nehmen. Das CBD-Öl sofort unter die Schokolade rühren.

3. Die Schokolade zügig über die Kokoshäufchen träufeln, bis diese bedeckt sind. Bei Bedarf die Schokolade zwischendurch über dem Wasserbad nochmals verflüssigen.

4. Das Backblech für etwa 30 Minuten in den Kühlschrank stellen, bis die Schokolade fest ist. Die Krossies in einem luftdichten Behälter an einem kühlen Ort oder im Kühlschrank aufbewahren. Dort bleiben sie bis zu 1 Monat frisch und aromatisch.

APRIKOSEN-CRUMBLE-PIE

Zarte Aprikosen und nussige Mandeln vereinen sich in diesem leicht gesüßten und glutenfreien Dessert. Das Superfood Macapulver sorgt zusammen mit dem Mandelmehl für einen besonders nahrhaften und gesunden Streuselbelag.

ZEIT: 35 MINUTEN, PLUS 20 MINUTEN ABKÜHLZEIT	ERGIBT: 4–5 PIES (À 12 CM Ø)	PERSONEN: 4

Für die Aprikosenmischung:
875 g Aprikosen (nicht gekühlt)
1 EL Zitronensaft
80 g Zucker

Für die Streusel:
2 EL Macapulver (erhältlich im Bioladen)
80 g Mandelmehl (erhältlich im Bioladen)
85 g Zucker
1 TL gemahlener Zimt
¼ TL gemahlener Kardamom
½ TL Meersalz
1 Msp. Vanillemark
45 ml zerlassenes Kokosöl
4 Portionen CBD-Öl (aber nicht mehr als 15 ml insgesamt)

1. Den Backofen auf 160 °C vorheizen. Für die Aprikosenmischung die Aprikosen in einer großen Schüssel mit kochendem Wasser übergießen, sodass sie vollständig bedeckt sind. Die Früchte 3–5 Minuten ziehen lassen.
2. Das Wasser abgießen und die Aprikosen unter kaltem Wasser abschrecken. Die Haut von den Früchten mithilfe eines spitzen Messers abziehen. Die Aprikosen vierteln, dabei die Steine entfernen. Die Aprikosenviertel in einer mittelgroßen Schüssel mit Zitronensaft und Zucker vermengen. Beiseitestellen.
3. Für die Streusel Macapulver, Mandelmehl, Zucker, Zimt, Kardamom, Meersalz und Vanillemark in einer kleinen Schüssel vermischen. Kokosöl und CBD-Öl gut untermengen, sodass eine krümelige Streuselmasse entsteht.
4. Die Aprikosenmischung gleichmäßig auf vier Pie-Portionsformen verteilen und mit der Streuselmasse abdecken.
5. Die Pies im Ofen (Mitte) etwa 5 Minuten backen, bis der Belag leicht gebräunt ist. Aus dem Ofen nehmen und vor dem Servieren mindestens 20 Minuten abkühlen lassen.

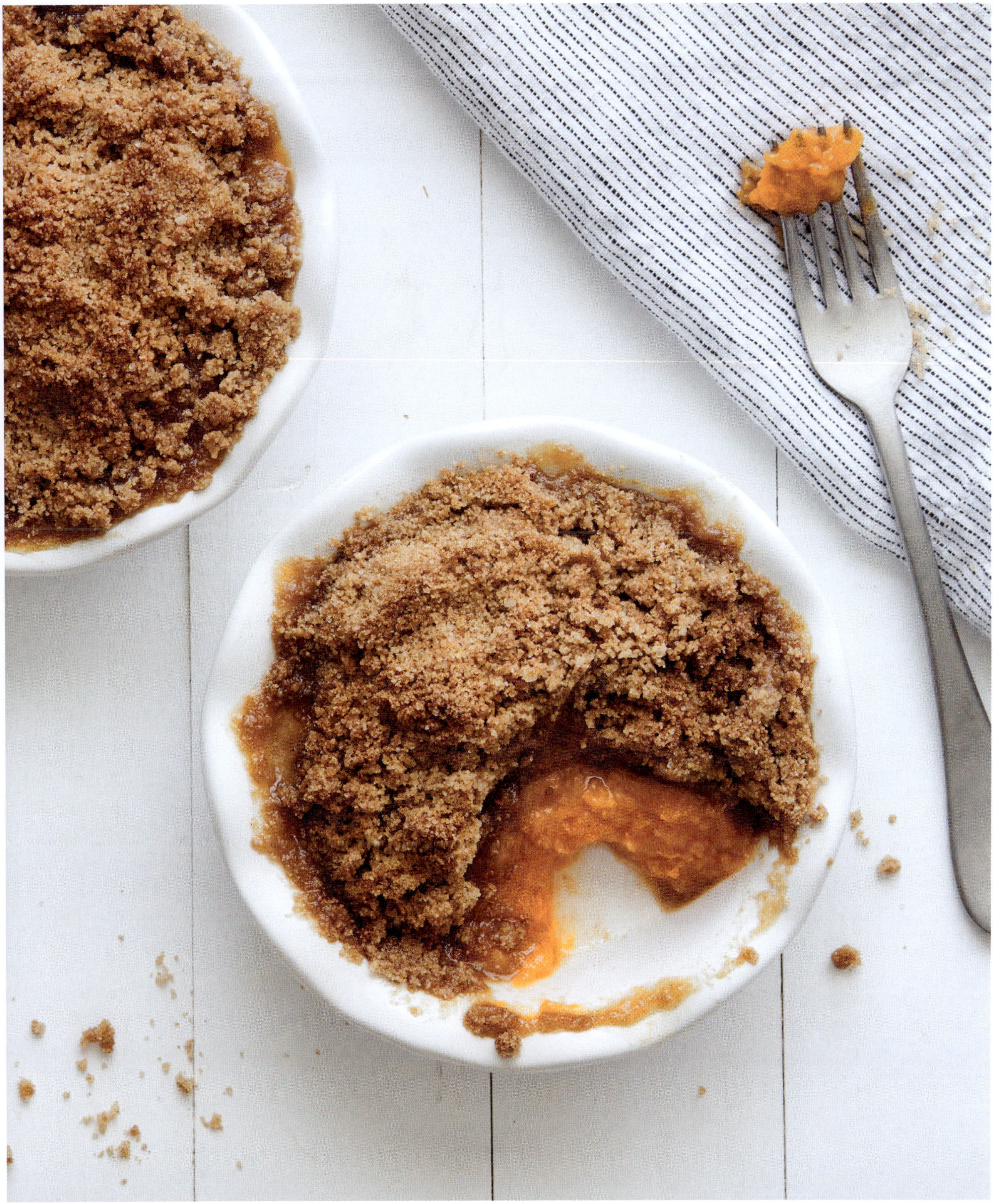

DATTELN MIT PISTAZIEN

Medjool-Datteln sind von Natur aus köstlich süß und nahrhaft. Gefüllt mit einer Mischung aus gewürzten Pistazien und CBD sind sie ein Hochgenuss. Sie sind leicht zu transportieren und versorgen Sie auch unterwegs einfach und schnell mit CBD.

ZEIT: 15 MINUTEN, PLUS 20 MINUTEN KÜHLZEIT	ERGIBT: 24 STÜCK	PERSONEN: 12

60 g geschälte, geröstete und gesalzene Pistazien
20 ml zerlassenes Kokosöl
12 Portionen CBD-Öl (aber nicht mehr als 7,5 ml insgesamt)
20 g Kokoszucker (oder Dattelzucker)
¼ TL gemahlener Kardamom
½ TL gemahlener Zimt
24 große getrocknete Medjool-Datteln
24 Mandelkerne

TIPP:
Servieren Sie dazu stilecht einen marokkanischen Gunpowder-Tee – aber natürlich schmeckt auch jeder andere Tee, den Sie mögen.

1. Die Pistazien im Mixer zerkleinern, bis sie die Konsistenz grobkörnigen Sands haben.

2. Pistazien, Kokosöl und CBD-Öl in einer Schüssel verrühren. Kokoszucker (oder Dattelzucker), Kardamom und Zimt dazugeben und alles gut vermischen.

3. Die Datteln längs einschneiden und aufklappen, jeweils den Stein entfernen.

4. In jede Dattel anstelle des Steins je etwa ½ TL Pistazienmischung geben, die Dattelhälften gut zusammendrücken. Je einen Mandelkern fest auf jede Dattel drücken.

5. Die Datteln für mindestens 20 Minuten in den Kühlschrank stellen, bis sie schön fest sind. Sofort servieren oder in einem luftdicht verschlossenen Behälter im Kühlschrank aufbewahren. Sie bleiben etwa 3 Wochen frisch.

KIMCHI-KOHL-CHIPS

Salzig, würzig und süß – diese köstlichen Kohlchips liefern alle Aromen eines Kimchi. Das ist eine gesunde und köstliche Art, Ihre CBD-Dosis zusammen mit den Nährstoffen des Kohls aufzunehmen.

ZEIT: 15 MINUTEN, PLUS 15 MINUTEN MARINIERZEIT	ERGIBT: 230 G	PERSONEN: 6

2–3 Bund Lacinato-Schwarzkohl, alternativ Grünkohl
3 große Knoblauchzehen
1 Stück Ingwer (etwa 10 cm)
1 TL rote Chiliflocken
30 ml zerlassenes Kokosöl
15 ml Sesamöl
6 Portionen CBD-Öl (aber nicht mehr als 10 ml insgesamt)
2 TL Fischsauce
1 TL Reisessig
2 TL Zucker
½ TL Salz

1. Die Kohlblätter waschen und trocken tupfen, die großen Adern entfernen und die Blätter grob zerreißen. Den Knoblauch schälen und mit einer Gabel zerdrücken oder durch die Knoblauchpresse drücken. Den Ingwer schälen und fein reiben. Die Chiliflocken im Mörser zerstoßen.

2. Kokosöl, Sesamöl, CBD-Öl, Knoblauch, Ingwer, Chiliflocken, Fischsauce, Essig, Zucker, und Salz in einer Schüssel zu einer Marinade verrühren. Den Kohl dazugeben und sorgfältig in der Marinade wenden, bis die Blätter rundum gleichmäßig davon überzogen sind. Abgedeckt 15 Minuten marinieren. Inzwischen den Backofen auf 175 °C vorheizen.

3. Die Kohlblätter nebeneinander auf einem Backblech auslegen. Die in der Schüssel verbliebene Marinade gleichmäßig darübergießen. Im Ofen (Mitte) etwa 15 Minuten backen, bis der Kohl knusprig und an den Rändern leicht gebräunt ist.

4. Herausnehmen und vor dem Servieren 5 Minuten abkühlen lassen. Die Chips können in einem luftdicht verschlossenen Behälter bis zu 1 Woche aufbewahrt werden.

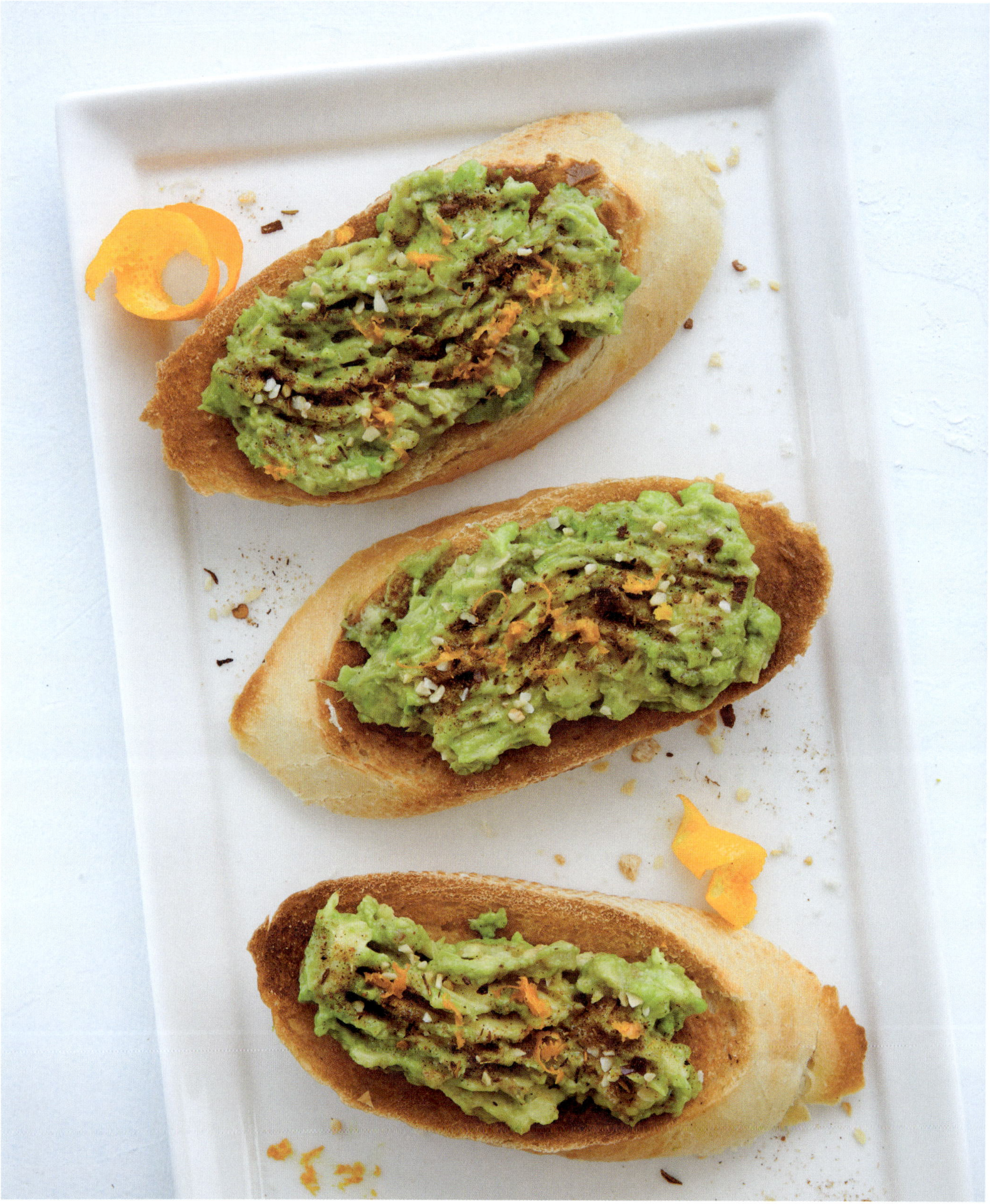

AVOCADO-BROTE

Jamaikanische Gewürze und Knoblauch sorgen für ein würziges und herzhaftes Aroma, erfrischt durch einen Hauch von Zitrusfrüchten. Auf frisch gerösteten Baguettescheiben oder knusprigem Toast verstreichen und genießen.

ZEIT: 10 MINUTEN	ERGIBT: 360 ML	PERSONEN: 4

2 mittelgroße Avocado
1 TL Zitronensaft
4 Portionen CBD-Öl (aber nicht mehr als 7,5 ml insgesamt)
1 TL Jamaikanisches Jerk (Gewürzmischung, erhältlich im Gewürzladen)
½ TL Knoblauchpulver
1 TL abgeriebene Bio-Orangenschale
Salz
geröstetes Brot (zum Servieren; z. B. Toastbrot oder Baguette)

1. Die Avocado längs halbieren, den Kern entfernen. Das Fruchtfleisch mit einem Esslöffel aus der Schale lösen und anschließend in feine Würfel schneiden.

2. Die Avocadowürfel in einer Schüssel mit Zitronensaft und CBD-Öl vermischen, dabei mit einer Gabel etwas zerdrücken. Jamaikanisches Jerk, Knoblauchpulver und Orangenschale dazugeben und alles gut vermengen. Die Avocadomasse mit Salz abschmecken.

3. Zum Servieren auf warmem, geröstetem Brot verstreichen. Als Deko passen Jerk, Orangenzesten und klein gewürfelter Knoblauch. Die Avocadocreme hält sich in einem luftdicht verschlossenen Behälter bis zu 2 Tage im Kühlschrank.

CRACKER MIT KAROTTEN & CHIA

Chiasamen und Sonnenblumenkerne verleihen diesen glutenfreien Crackern eine unwiderstehlich nussige Knusprigkeit. Süße Karotten mit kräftigen Currygewürzen ergänzen sie zu einem köstlich gesunden Imbiss.

ZEIT: 1 STUNDE 15 MINUTEN

ERGIBT: 20–24 CRACKER

PERSONEN: 5

2 mittelgroße Karotten
½ mittelgroße Zwiebel
1 große Knoblauchzehe
1 EL Zitronensaft
80 g Chiasamen (vorzugsweise weiße; erhältlich im Bioladen)
30 g Sonnenblumenkerne
1 EL Basilikum-Olivenöl (oder 1 EL Olivenöl und 1 TL getrocknetes Basilikum)
5 Portionen CBD-Öl (aber nicht mehr als 10 ml insgesamt)
1 TL scharfes Currypulver
½ TL gemahlene Kurkuma
½ TL geriebener Ingwer
etwa ½ TL Meersalz
¼ TL frisch gemahlener schwarzer Pfeffer

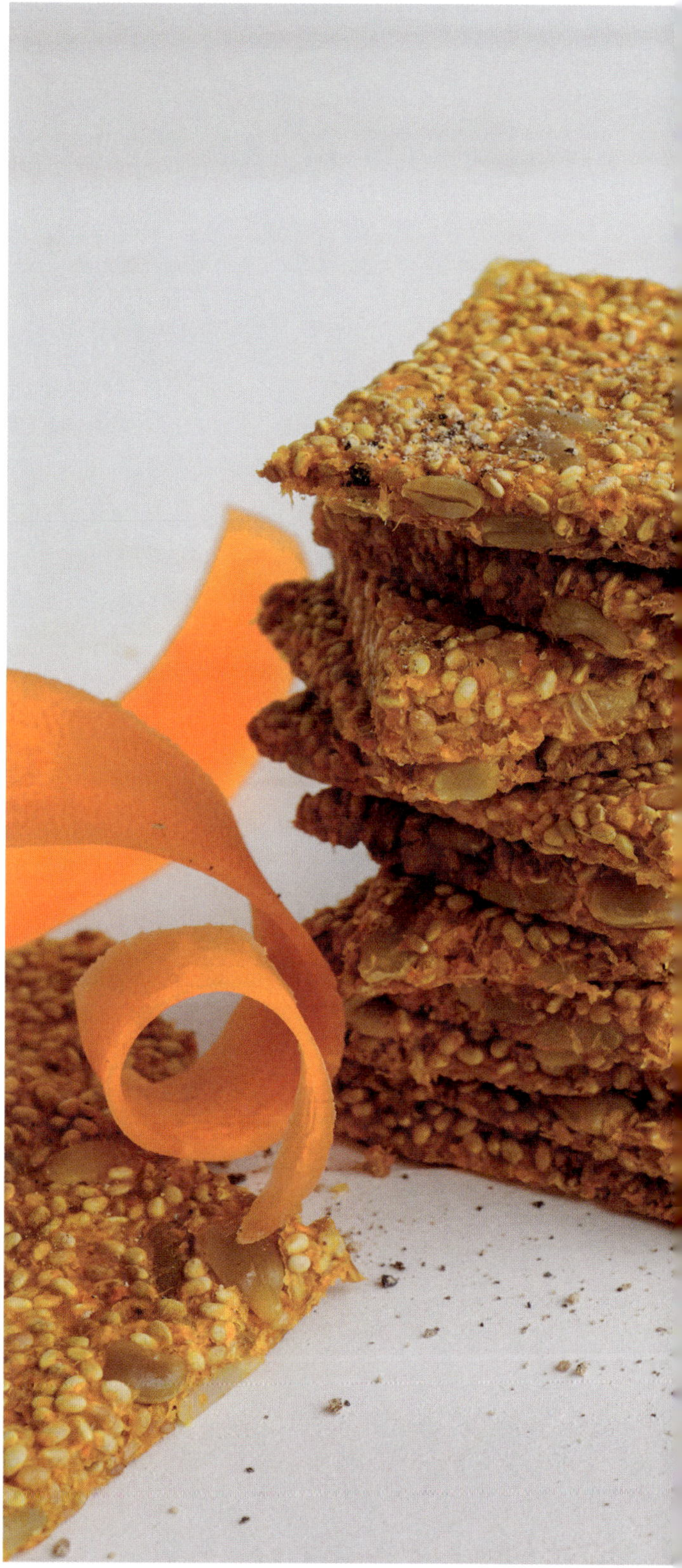

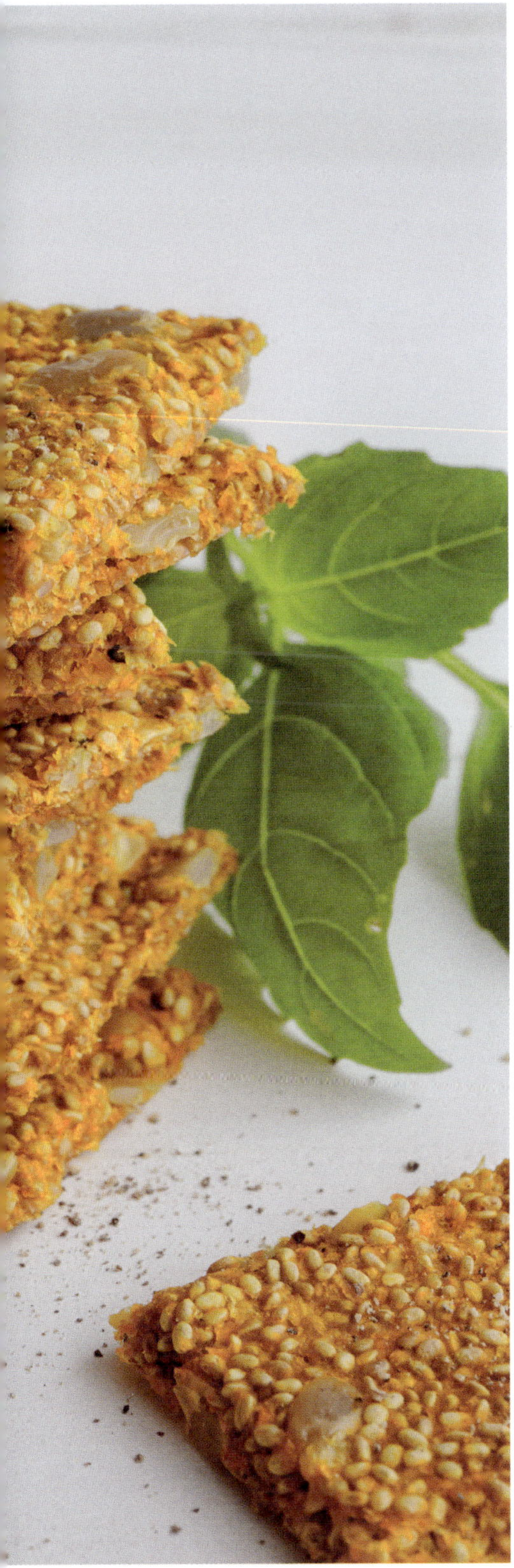

1. Die Karotten schälen, die Enden abschneiden. Die Zwiebel und den Knoblauch schälen. Die vorbereiteten Zutaten in grobe Stücke schneiden und mit dem Zitronensaft im Mixer fein pürieren.

2. Das Gemüsepüree in eine Schüssel umfüllen. Chiasamen, Sonnenblumenkerne, Basilikum-Olivenöl (oder Olivenöl und getrocknetes Basilikum), CBD-Öl, Currypulver, Kurkuma, Ingwer, Salz und Pfeffer dazugeben und alles sorgfältig vermischen. Die Masse mit Frischhaltefolie abdecken und mindestens 10 Minuten ruhen lassen.

3. Inzwischen den Backofen auf 120 °C vorheizen. Ein Backblech mit Backpapier auslegen.

4. Die Gemüsemischung auf dem Backblech etwa fingerdick (oder etwas dünner, je nach Geschmack) zu einer rechteckigen Platte verstreichen. Die Teigplatte in 20–24 etwa 5 cm große Quadrate schneiden.

5. Die Teigplatte im Ofen (Mitte) 40 Minuten backen. Das Blech aus dem Ofen nehmen, die Cracker mit einem Teigschaber wenden und anschließend im Ofen in etwa 20 Minuten knusprig backen. Je nach Luftfeuchtigkeit benötigen die Cracker mehr oder etwas weniger Zeit im Ofen. Immer wieder wenden und backen, bis die Cracker die gewünschte Knusprigkeit erreicht haben.

6. Aus dem Ofen nehmen und auf einem Gitter abkühlen lassen. In einem luftdicht verschlossenen Behälter bleiben die Cracker bis zu 1 Woche knusprig-frisch. Sollten sie aufgrund hoher Luftfeuchtigkeit weich geworden sein, erneut einige Minuten bei 120 °C im Ofen knusprig aufbacken.

KNOCHENBRÜHE VOM WEIDERIND

Die Zugabe von CBD verstärkt die wohltuende Wirkung einer Knochenbrühe, die für ihre Fähigkeit zur Entzündungsbekämpfung, ihre leicht verdaulichen Proteine und bioverfügbaren Mineralien bekannt ist.

ZEIT: 10–12 STUNDEN

ERGIBT: 2 L

PERSONEN: 8

1,5 kg gemischte Knochen von Weiderindern
1 sehr große weiße oder gelbe Zwiebel
3 große Knoblauchzehen
1 EL Rotweinessig
2 TL schwarze Pfefferkörner
etwa 2 TL Meersalz
2 TL getrockneter Majoran
1 TL getrocknete Petersilie
1 Lorbeerblatt
8 Portionen CBD-Öl (aber nicht mehr als 15 ml insgesamt)
1 TL flüssiges Sonnenblumenlecithin (oder Sojalecithin; erhältlich im Reformhaus oder Internet)

DIE BRÜHE RICHTIG ABKÜHLEN:

Brühe sollte schnell abkühlen, um die Zeit gefährlicher Temperaturbereiche, in denen sich Bakterien vermehren können, möglichst kurz zu halten.

1. Eine große Schüssel oder eine Pfanne teilweise mit Eiswürfeln füllen. Eine Schüssel mit der heißen Brühe ins Eis stellen.
2. Die handwarme Brühe in die Behälter füllen, in denen sie im Kühlschrank aufbewahrt werden. Innerhalb 1 Woche verwenden oder einfrieren.

1. Den Backofen auf 200 °C vorheizen. Die Knochen in einem großen Topf mit Wasser bedecken, alles aufkochen und 15 Minuten kochen. Vom Herd nehmen, das Kochwasser abgießen.
2. Ein Backblech mit Alufolie auslegen, die Knochen darauf verteilen und im Ofen (Mitte) 20 Minuten rösten.
3. Inzwischen Zwiebel und Knoblauch schälen, Zwiebel grob würfeln. Die gerösteten Knochen mit Zwiebel, Knoblauch, Essig, Pfefferkörnern, Salz, Majoran, Petersilie und Lorbeerblatt in einen großen Topf geben und alles gut mit Wasser bedecken. Den Deckel auflegen und die Brühe bei starker Hitze aufkochen.
4. Die Temperatur auf schwache bis mittlere Hitze reduzieren, den Topfdeckel entfernen. Die Brühe mindestens 1–2 Stunden köcheln, dabei immer wieder den Schaum von der Oberfläche abschöpfen und Wasser dazugießen, damit die Knochen stets bedeckt sind und etwa 2 l Brühe verbleiben.
5. Den Deckel wieder auflegen und die Brühe weitere 8–10 Stunden köcheln. Die Brühe ist nach 8 Stunden fertig, doch durch weiteres Köcheln werden den Knochen noch mehr Proteine und Mineralien entzogen. Die Brühe vom Herd nehmen und ruhen lassen.
6. Das CBD-Öl in einem kleinen Topf mit Lecithin verrühren und, falls nötig, zum Verschmelzen kurz erwärmen.
7. Die Brühe durch ein Sieb in eine Schüssel gießen, Gemüse und Knochen wegwerfen. Die CBD-Lecithin-Mischung zur Brühe geben und gut unterrühren. Vor jedem Servieren noch einmal kurz aufwärmen und kräftig durchrühren.

ROHE TOMATEN-PAPRIKA-SUPPE

Eine herzhafte, rohe Suppe mit CBD für ein schnelles und nahrhaftes Mittagessen. Großzügige Portionen frischen Gemüses und Hanfsamen liefern Ihnen alle Proteine und Vitamine, die Sie für eine vollwertige Mahlzeit benötigen.

ZEIT: 15 MINUTEN	ERGIBT: 500–700 ML	PERSONEN: 2

3 große Tomaten (oder 5 mittelgroße Tomaten)
1 mittelgroße rote Paprikaschote
4 große Basilikumblätter
1 große Knoblauchzehe
80 g geschälte Hanfsamen
1½ TL getrockneter Majoran
1 TL Zitronensaft
1 TL Meersalz
¼ TL Selleriesalz
½ TL frisch gemahlener weißer Pfeffer
2 Portionen CBD-Öl (aber nicht mehr als 15 ml insgesamt)
Basilikumstängel (zum Garnieren)

1. Die Tomaten waschen und in grobe Stücke schneiden, dabei die Stielansätze herausschneiden. Die Paprika längs halbieren, von Stielansatz, Kernen und Scheidewänden befreien und ebenfalls grob schneiden. Das Basilikum waschen. Den Knoblauch schälen.

2. Alle vorbereiteten Zutaten mit Hanfsamen, Majoran, Zitronensaft, beiden Salzsorten, Pfeffer und CBD-Öl im Mixer auf höchster Stufe etwa 5 Minuten pürieren, bis die Suppe cremig und leicht angewärmt ist.

3. Die Suppe in Suppenschalen oder tiefe Teller verteilen. Zum Garnieren die Basilikumstängel waschen und trocken schütteln. Auf die Suppe geben und diese sofort genießen.

TANDOORI-WRAPS MIT TOFU & SALAT

Frisch und würzig eignen sich diese tandoori-inspirierten Salatwraps für ein nahrhaftes Mittagessen oder einen Brunch. Verwenden Sie für eine vegane Version vegane Mayonnaise.

ZEIT: 1 STUNDE,
PLUS 45 MINUTEN RUHEZEIT

ERBIGT: 900 G

PERSONEN: 6

460 g fester Tofu
1 mittelgroße Karotte
1 mittelgroße Tomate
4 g Fenchelsamen
mehrere große Kopfsalatblätter
1 Bio-Zitrone (zum Servieren)

Für die Marinade:
30 ml zerlassenes Kokosöl
6 Portionen CBD-Öl (aber nicht mehr als 10 ml insgesamt)
3 EL Zitronensaft
1 TL Currypulver (nach Geschmack mild oder scharf)
½ TL geriebener Ingwer
1 TL Garam masala (ind. Gewürzmischung)
½ TL Knoblauchpulver
¼ TL Salz

Für das Dressing:
180 ml Mayonnaise
2 TL Zitronensaft
½ TL Currypulver (nach Geschmack mild oder scharf)
¼ TL Cayennepfeffer
½ TL Salz
¼ TL Knoblauchpulver
frisch gemahlener schwarzer Pfeffer

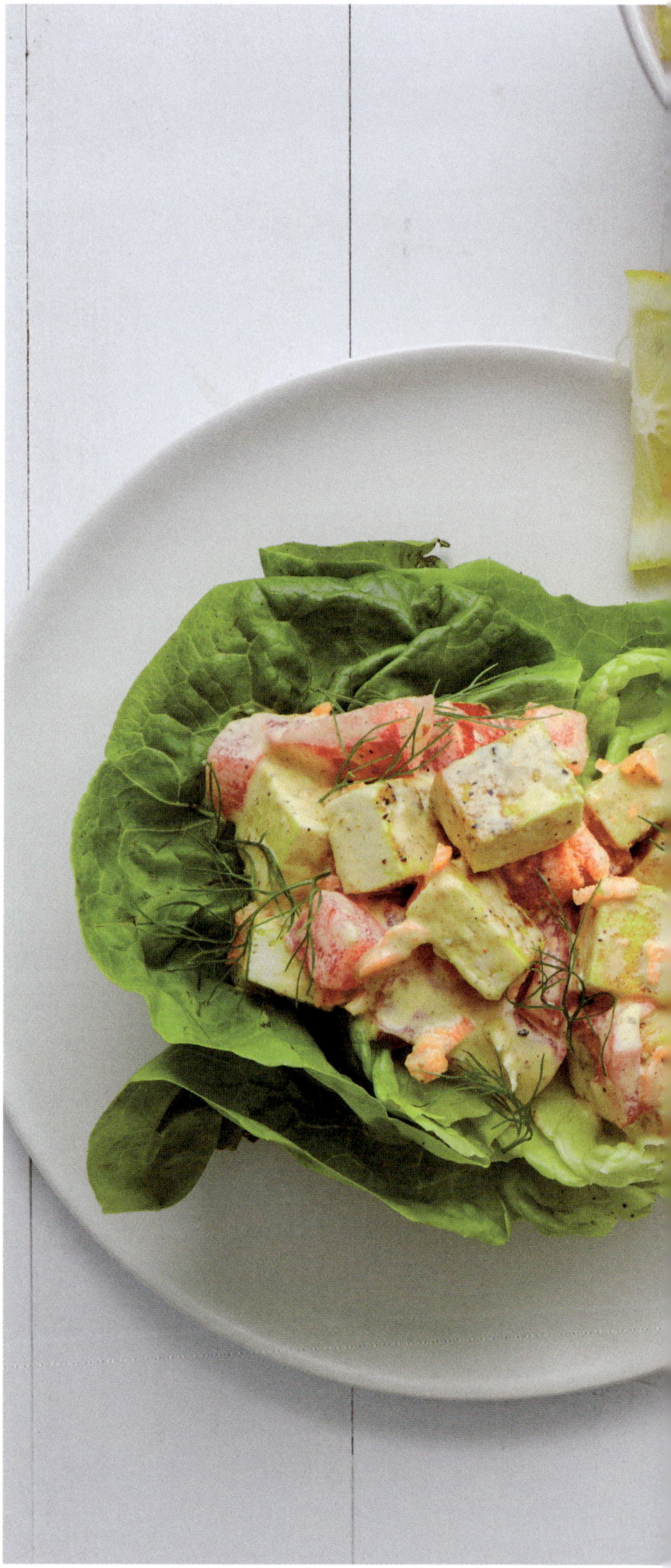

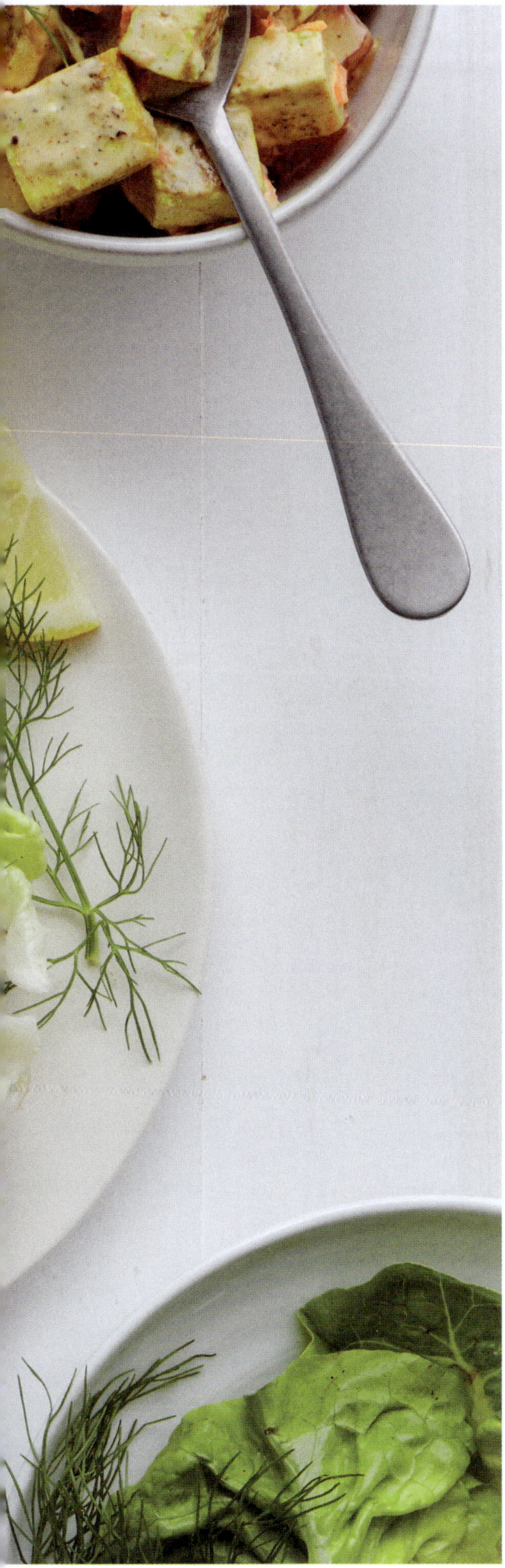

1. Den Tofu pressen, um überschüssige Flüssigkeit zu entfernen. Dazu zwischen zwei saubere, gefaltete Küchentücher legen. Ein Schneidbrett darauflegen, mit einer Eisenpfanne (oder ähnlichem) beschweren und 30 Minuten bei Zimmertemperatur ruhen lassen.

2. Inzwischen für die Marinade das Kokosöl mit dem CBD-Öl verrühren. Zitronensaft, Currypulver, Ingwer, Garam masala, Knoblauchpulver und Salz unterrühren. Den Tofu in acht Scheiben schneiden. Die Scheiben vorsichtig in der Marinade wenden und darin bei Zimmertemperatur mindestens 15 Minuten ziehen lassen. Inzwischen den Backofen auf 190 °C vorheizen.

3. Die Tofuscheiben auf einem Backblech auslegen, mit der Marinade übergießen und im Ofen (Mitte) 30 Minuten backen. Den Tofu auf ein sauberes Brett heben und abkühlen lassen, den Bratsud aufheben. Den Tofu in Würfel schneiden und mit dem Bratsud vom Blech in eine Schüssel geben. Bis zur weiteren Verwendung kalt stellen.

4. Für das Dressing Mayonnaise, Zitronensaft, Currypulver, Cayennepfeffer, Salz und Knoblauchpulver in einer kleinen Schüssel verrühren. Das Dressing mit Pfeffer abschmecken.

5. Die Karotte schälen, die Enden abschneiden. Die Tomate waschen, den Stielansatz herausschneiden. Beides hacken. Die Fenchelsamen hacken. Karotte, Tomate und Fenchel mit dem Tofu mischen. Das Dressing dazugeben, alles gut vermengen und für 15 Minuten kalt stellen.

6. Die Salatblätter waschen, trocken tupfen und auf einem Brett auslegen. Die Tofumischung daraufgeben, nach Belieben im Salat einwickeln. Die Zitrone waschen, in Scheiben oder Spalten schneiden und zum Beträufeln dazu reichen. Sofort servieren. Als Garnitur passt Fenchelgrün. Eventuelle Reste im Kühlschrank aufbewahren und innerhalb von 1 Tag aufbrauchen.

SCHLÄFENMASSAGE-SALBE

Die Salbe bringt sofortige Linderung bei Kopfschmerzen, Schulter-, Nacken- oder Rückenverspannungen. Der frische Duft von Ingwergras und der süße, balsamische Geruch des Weihrauchs verstärken die beruhigende Wirkung von CBD.

ZEIT: 5 MINUTEN, PLUS 40 MINUTEN KÜHLZEIT	ERGIBT: 60 ML	BEHÄLTER: STERILE CREMEDOSE

30 g Sheabutter
1 EL Mandelöl
16 g rohes, ungefiltertes Bienenwachs (Riegel oder Pellets)
15 ml CBD-Öl (oder weniger)
5 Tropfen ätherisches Ingwergrasöl
10 Tropfen ätherisches Frereana-Weihrauchöl (nicht durch andere ätherische Weihrauchöle ersetzen)
5 Tropfen ätherisches Kopaiva-Öl

1. Sheabutter, Mandelöl, Bienenwachs und CBD-Öl in einem kleinen Topf bei schwacher Hitze zerlassen und verrühren, bis sich alle Zutaten gut miteinander verbunden haben. Den Topf vom Herd nehmen. Ingwergras-, Weihrauch- und Kopaiva-Öl unterrühren.

2. Die Mischung in eine sterile und trockene Cremedose füllen und bei Zimmertemperatur abkühlen lassen.

3. Die Dose verschließen. Die Salbe mindestens 20 Minuten im Kühlschrank aushärten lassen. Dann an einem dunklen, kühlen Ort aufbewahren und innerhalb von 3 Monaten verbrauchen.

ANWENDUNG:
Bei Bedarf auf Schläfen, Stirn, Nacken oder Schultern auftragen. Sie können die Salbe auch in Ihrer Handtasche transportieren, sollten Sie aber nicht zu hohen Temperaturen aussetzen.

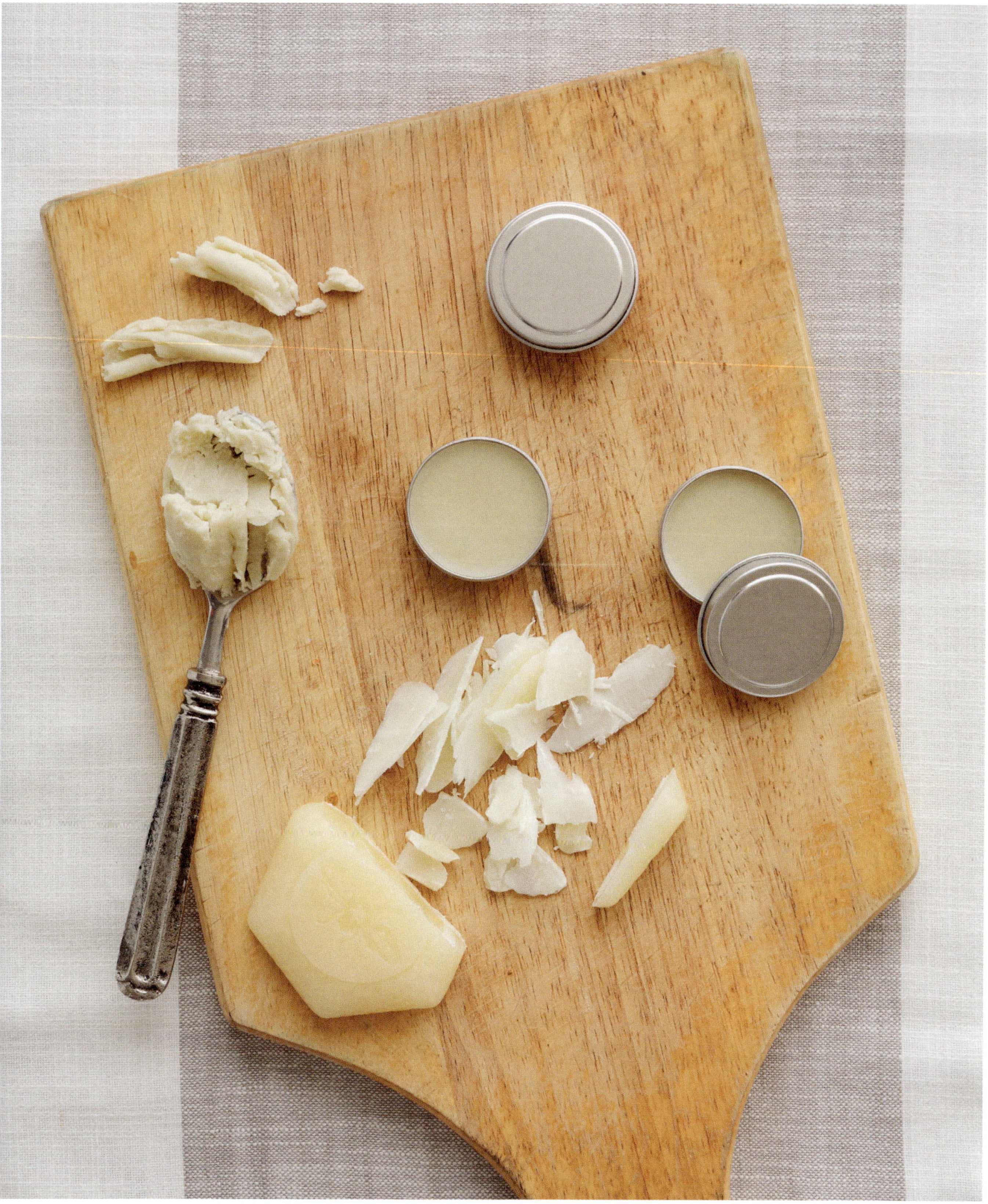

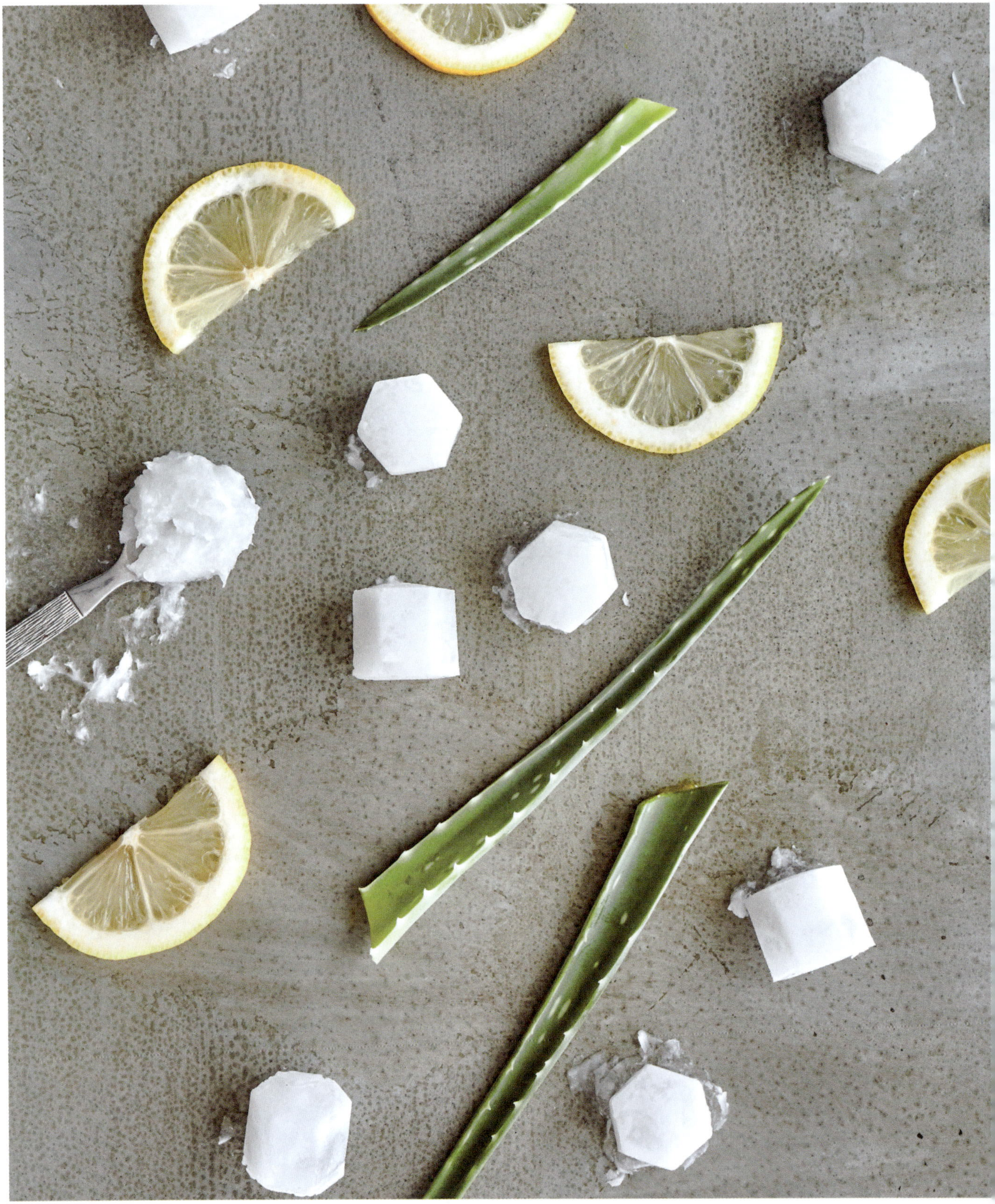

KÜHLENDE ALOE-VERA-LOTION

Diese beruhigende und kühlende Lotion mit CBD enthält weder Konservierungs- noch Duftstoffe und eignet sich somit wunderbar für empfindliche Haut. Wenden Sie sie direkt aus dem Gefrierschrank als praktischen Würfel an.

ZEIT: 15 MINUTEN, PLUS 2 STUNDEN GEFRIERZEIT	ERGIBT: 10 KÜHLWÜRFEL	BEHÄLTER: EISWÜRFELFORM

60 ml Kokosöl
180 ml Aloe-vera-Saft (oder Aloe-vera-Gel von den Blättern, ohne Konservierungsstoffe)
½ TL Zitronensaft
10 ml CBD-Öl (oder weniger)

1. Das Kokosöl in einem kleinen Topf auf dem Herd bei schwacher Hitze oder in der Mikrowelle bei niedriger Stufe vollständig zerlassen.
2. Das Kokosöl mit Aloe vera, Zitronensaft und CBD-Öl im Mixer cremig schlagen.
3. Nach Belieben einen Teil der Lotion sofort anwenden. Den Rest in einer Eiswürfelform im Tiefkühlfach gefrieren.
4. Die gefrorenen Würfel aus der Form nehmen und in einem luftdichten Behälter im Gefrierfach aufbewahren. Innerhalb von 3 Monaten verbrauchen.

Hinweis:
Ist die Lotion ungekühlt, bitte innerhalb von 1 Tag aufbrauchen. Bewahren Sie die Lotion im Kühlschrank auf, können Sie sie 3 Tage verwenden. Sollte dann noch etwas übrig sein: Bitte entsorgen!

ANWENDUNG:
Einen Lotionswürfel aus dem Gefrierschrank nehmen und direkt auf die Haut reiben, damit die Lotion schmelzen und aufgenommen werden kann. Die kühlende Lotion lindert leichte Hautreizungen, Hautausschläge und Sonnenbrand.

GESICHTSREINIGER

Dieses mit CBD-Öl angereicherte Tonikum reinigt und verjüngt entzündete und fettige Haut. Hamamelisrinde, ätherisches Kamillenöl und echtes Rosenblütenwasser sorgen gleichzeitig für eine kühlende Wirkung.

ZEIT: 45 MINUTEN, PLUS 30 MINUTEN ZIEHZEIT	ERGIBT: 360 ML	BEHÄLTER: STERILE GLASFLASCHE

240 ml destilliertes Wasser
20 g Hamamelisrinde, geschnitten
60 ml Trinkalkohol (mindestens 75 Vol.-%)
5 Tropfen ätherisches blaues Kamillenöl
10 Tropfen Rosmarinextrakt
5 ml CBD-Öl (oder weniger)
45 ml Rosenblütenwasser

1. Das destillierte Wasser in einem kleinen Topf aufkochen, die Hamamelisrinde dazugeben. Den Topf vom Herd nehmen, den Deckel auflegen. Die Mischung mindestens 30 Minuten ziehen lassen.

2. Ein Sieb in eine Schüssel hängen und mit einem Tuch auslegen. Die Flüssigkeit durch das Tuch in die Schüssel gießen und beiseitestellen. Die Hamamelisrinde wegwerfen.

3. Alkohol, Kamillenöl, Rosmarinextrakt und CBD-Öl in eine sterile und trockene Flasche gießen. Die Flasche verschließen und kräftig schütteln. Hamamelisrindenflüssigkeit und Rosenblütenwasser hinzufügen und alles erneut durchschütteln. Im Kühlschrank aufbewahren und innerhalb von 3 Monaten verbrauchen.

ANWENDUNG:

Ein wenig Tonikum auf einen Wattepad geben und über das Gesicht streichen. Das Tonikum kann zur Erfrischung auch aufgesprüht werden.

CBD-SPA-MASKE

Helfen Sie gereizter, fettiger Haut mit dieser Gesichtsmaske aus CBD, Kräutern und Tonerde. In der Wüste beheimatete Yuccawurzel, Rhassoul-Tonerde, CBD und ätherische Öle saugen Fett auf, lindern Entzündungen und wirken tonisierend.

ZEIT: 5 MINUTEN	ERGIBT: 100 G	BEHÄLTER: STERILES SCHRAUBGLAS

45 g Yuccawurzelpulver
50 g Rhassoul-Tonerde
1 TL Benzoeharzpulver
5 ml CBD-Öl (oder weniger)
6 Tropfen ätherisches Teebaumöl
10 ätherisches Zitronenmyrteöl

1. Yuccawurzelpulver, Rhassoul-Tonerde und Benzoeharzpulver in einer kleinen Schüssel vermischen.
2. Das CBD-Öl mit Teebaum- und Zitronenmyrteöl dazugeben und alles gut verrühren und kneten, bis die Öle sich mit dem Pulver vermischt haben.
3. Die Maske in ein steriles, trockenes Glas mit Schraubverschluss füllen. Im Badezimmer aufbewahren, damit sie immer griffbereit ist. Innerhalb von 3 Monaten verbrauchen.

ANWENDUNG:

1. Je nach Bedarf 1 EL oder weniger in eine kleine Schüssel geben.
2. So viel warmes Wasser oder warmen schwarzen oder grünen Tee unterrühren, dass eine Paste entsteht, die mit den Fingern oder einem Pinsel aufgetragen werden kann. Die Flüssigkeit nach und nach unterarbeiten, bis die gewünschte Konsistenz erreicht ist.
3. Die Paste auf die Haut auftragen und mindestens 1 Stunde einwirken lassen.
4. Mit kaltem oder warmem Wasser abwaschen. Die Haut trockentupfen und mindestens 15 Minuten atmen lassen. Erst dann Kosmetika oder Feuchtigkeitscremes auftragen.

REINIGENDES SALZPEELING

Dieses mit CBD angereicherte hautverschönernde Peeling lindert Schmerzen in müden Beinen und Füßen. Dieses Rezept vereint grob gemahlenes Salz aus dem Toten Meer mit seinem einzigartigen Mineralprofil und ätherische Öle aus Zitronenmyrte und Salbei.

ZEIT: 25 MINUTEN	ERGIBT: 300 G	BEHÄLTER: STERILES SCHRAUBGLAS

80 ml Kokosöl
15 ml CBD-Öl (oder weniger)
225 g mittelkörniges Totes-Meer-Salz
10 Tropfen ätherisches Zitronenmyrteöl
5 Tropfen ätherisches Salbeiöl

1. Das Kokosöl mit dem CBD-Öl in einem kleinen Topf bei schwacher bis mittlerer Hitze unter Rühren zerlassen. Vom Herd nehmen und leicht abkühlen, aber nicht wieder fest werden lassen.
2. Ein steriles Schraubglas mit dem Meersalz füllen. CBD-Kokosöl, Zitronenmyrte- und Salbeiöl hinzufügen und alles gut vermischen.
3. Das Glas verschließen und das Peeling für 15 Minuten in den Kühlschrank stellen. Aus dem Kühlschrank nehmen; das Peeling kann nun jederzeit verwendet werden. Innerhalb von 3 Monaten verbrauchen.

ANWENDUNG:
Das Salzpeeling nach dem Duschen oder Baden auf die noch feuchte, warme Haut auftragen. Mit kreisenden Bewegungen in die Haut einmassieren und unter fließendem Wasser abspülen. Das Salzpeeling nicht auf frisch rasierter oder gewachster Haut anwenden.

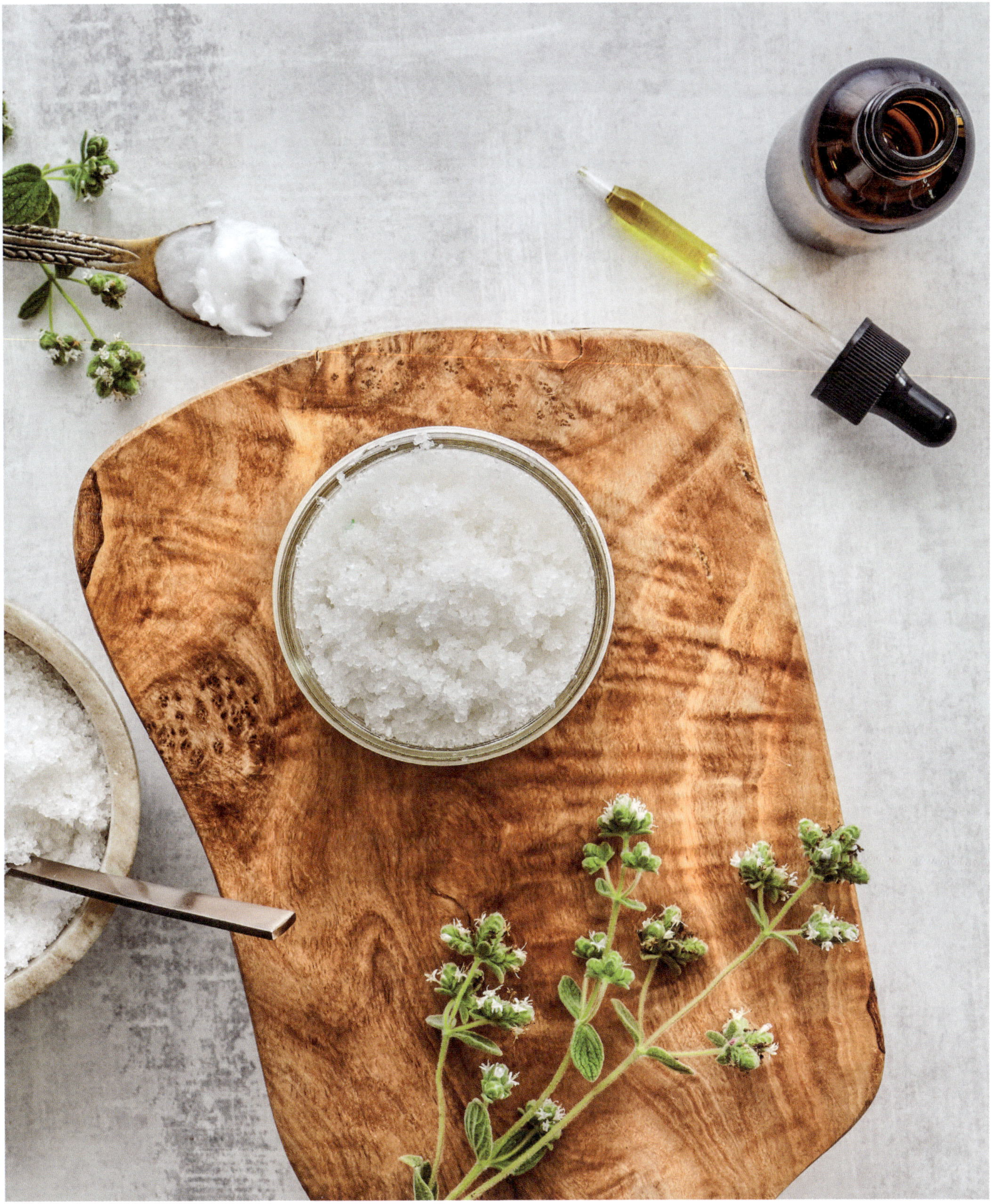

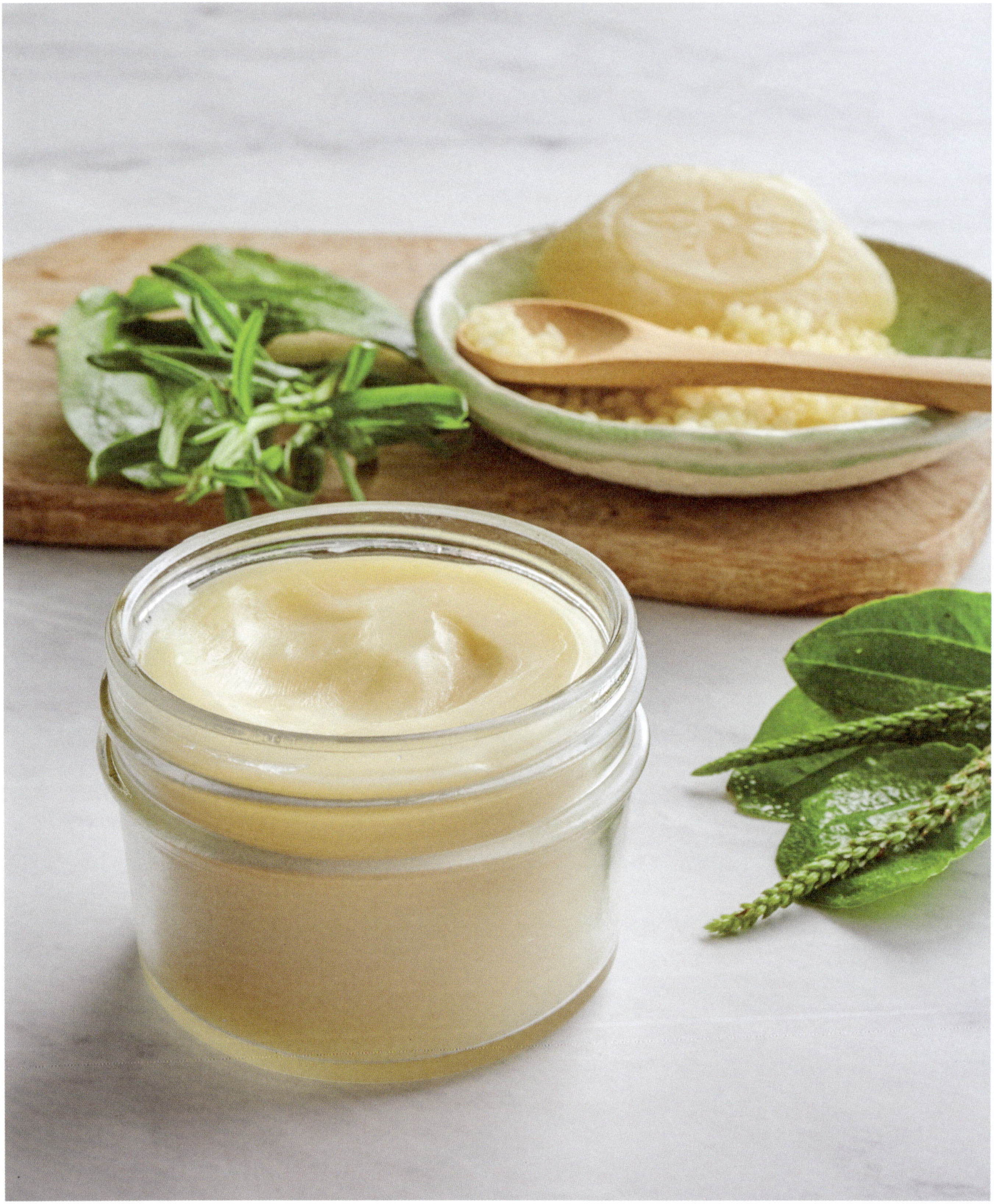

HANDCREME

Diese Salbe enthält Wegerich, ein weit verbreitetes Kraut mit medizinischen Eigenschaften, und die ätherischen Öle von Rosmarin und Myrrhe zur Beruhigung und Heilung gereizter Haut. Ideal für den täglichen Gebrauch, und die Lieblingssalbe vieler Gärtner.

ZEIT: 1 STUNDE, PLUS 12 STUNDEN TROCKEN- UND 30 MINUTEN KÜHLZEIT	ERGIBT: 360 ML	BEHÄLTER: STERILES SCHRAUBGLAS

20 g Wegerichblätter, frisch gepflückt (s. Hinweis)
120 ml Kokosöl
60 ml Olivenöl
210 g rohes, ungefiltertes Bienenwachs (Riegel oder Pellets)
15 ml Hanfsamenöl
10 ml CBD-Öl (oder weniger)
10 Tropfen ätherisches Rosmarinöl
20 Tropfen ätherisches Myrrheöl

Hinweis:
Wegerich ist in gemäßigten Klimazonen weit verbreitet und enthält chemische Verbindungen, die heilungsfördernd sind und Reizungen lindern. Für dieses Rezept eignen sich die Arten *Plantago major* oder *Plantago lanceolata* – beide sind auf Rasen- und Grünflächen leicht zu finden.

1. Den Wegerich pflücken. Nur die Blätter sammeln – es werden mindestens zwei üppige Handvoll benötigt. Achten Sie auf gesunde, unbeschädigte Blätter und meiden Sie verkehrsreiche Regionen und mit Pestiziden behandelte Flächen.

2. Die Wegerichblätter gründlich waschen, nebeneinander auf Küchenpapier auslegen und 12 Stunden trocknen lassen, am besten über Nacht.

3. Die getrockneten Wegerichblätter in kleine Stücke schneiden. Kokosöl, Olivenöl und Wegerichblätter über dem Wasserbad unter häufigem Rühren erhitzen.

4. Die Ölmischung durch ein Sieb in eine Schüssel gießen, die Blätter wegwerfen. Das Öl wieder auf das Wasserbad stellen. Bienenwachs, Hanfsamenöl und CBD-Öl dazugeben und alles 15 Minuten erhitzen.

5. Vom Wasserbad nehmen, die ätherischen Öle unterrühren. Die Salbe in ein Glas füllen, 5 Minuten abkühlen lassen, dann das Glas verschließen. Die Salbe 30 Minuten im Kühlschrank aushärten lassen.

6. Die Salbe an einem dunklen, kühlen Ort aufbewahren und innerhalb von 6 Monaten verbrauchen.

ANWENDUNG:

Auf trockene, rissige Hände auftragen.

GELENK- & MUSKELSALBE

Lindern Sie tiefe Muskel- und Gelenkschmerzen mit der wärmenden Kombination aus CBD, Cayennepfeffer und ätherischen Ölen. Diese schmerzlindernde Salbe aus Bienenwachs, Mandelöl und Kokosöl zieht schnell ein und hilft, wann immer Sie es brauchen.

ZEIT: 20 MINUTEN, PLUS 30 MINUTEN KÜHLZEIT	ERGIBT: 365 ML	BEHÄLTER: STERILES SCHRAUBGLAS

- 120 ml Mandelöl
- 60 ml Kokosöl
- 195 g rohes, ungefiltertes Bienenwachs (Riegel oder Pellets)
- 15 ml CBD-Öl (oder weniger)
- 5 ml flüssiges Sojalecithin (oder Sonnenblumenlecithin)
- 5 Tropfen Rosmarinextrakt
- 1 TL Cayennepfeffer
- 10 Tropfen ätherisches Ingweröl
- 6 Tropfen ätherisches Pfefferöl
- 15 Tropfen ätherisches Lavendelöl

1. Mandelöl, Kokosöl, Bienenwachs, CBD-Öl, Lecithin, Rosmarinextrakt und Cayennepfeffer über dem Wasserbad oder in einem kleinen Topf bei schwacher Hitze verrühren. Dann 15 Minuten unter häufigem Rühren schmelzen lassen, bis sich alle Zutaten gut miteinander verbunden haben.

2. Vom Wasserbad oder Herd nehmen. Ingwer-, Pfeffer- und Lavendelöl dazugeben und vorsichtig unterrühren.

3. Die Mischung in ein steriles und trockenes Schraubglas füllen und 5 Minuten bei Zimmertemperatur abkühlen lassen. Das Glas verschließen und die Salbe 30 Minuten im Kühlschrank aushärten lassen.

4. Die Salbe kann nun sofort verwendet oder gelagert werden. Innerhalb von 3 Monaten verbrauchen.

ANWENDUNG:

Großzügig auf schmerzende Gelenke und Muskeln auftragen. Nicht mit verletzter Haut, mit den Augen oder den Schleimhäuten in Kontakt bringen.

CBD-MAGENBITTER

Dieser CBD-Magenbitter mit Löwenzahn- und Klettenwurzel hilft gegen Völlegefühl und unterstützt die Verdauung. Verwenden Sie ihn als Tinktur direkt aus dem Glas oder servieren Sie ihn in heißem Zitronenwasser.

ZEIT: 10 MINUTEN, PLUS 2–4 WOCHEN ZIEHZEIT	ERGIBT: 35 PORTIONEN (À 1 TL)	BEHÄLTER: STERILES GLAS ODER FLASCHE

130 g Löwenzahnwurzel
60 g Klettenwurzel
1 EL abgeriebene Schale von 1 Bio-Orange
2 TL Bockshornkleesamen
2 TL Fenchelsamen
180 ml klarer Schnaps (mind. 75 Vol.-%, vorzugsweise Rum oder Brandy)
35 Portionen CBD-Öl (aber nicht mehr als 15 ml insgesamt)

1. Löwenzahn- und Klettenwurzel waschen und hacken. Beides mit Orangenschale, Bockshornklee und Fenchel in ein Glas füllen. Verschließen und alles gründlich durch Schütteln mischen.

2. Den Schnaps in das Glas gießen. Die Kräuter herunterdrücken, sodass sie vollständig von dem Alkohol bedeckt sind. Das Glas verschließen und 2–4 Wochen an einem dunklen, kühlen Ort ziehen lassen. Das Glas einmal pro Woche schütteln.

3. Ein Sieb in eine Schüssel hängen und mit einem sauberen Tuch auslegen. Die Flüssigkeit durch das Tuch gießen, die Kräuter wegwerfen. Magenbitter und CBD-Öl in trockene, sterile Gläser oder Flaschen füllen. Verschließen und kräftig schütteln, um das Öl im Alkohol zu lösen. An einem dunklen, kühlen Ort aufbewahren.

ANWENDUNG:

Vor Gebrauch schütteln. 1 TL Bitter in heißes Zitronenwasser geben. Gründlich verquirlen, mit einer dünnen Zitronenscheibe garnieren und servieren.

ENTSPANNUNGSROLLER

Gönnen Sie sich diesen CBD-Roller, wenn Sie das nächste Mal unter Kopfschmerzen oder Nackenverspannungen leiden. Mit den beruhigenden ätherischen Ölen von Lavendel, Minze und Ylang-Ylang sorgt dieser Roller am Tag und in der Nacht für Linderung.

ZEIT: 12 MINUTEN	ERGIBT: 30 ML	BEHÄLTER: 2 STERILE FLÄSCHCHEN MIT ROLLER-APPLIKATOR

30 ml Mandelöl
¼ TL Vitamin-E-Öl
20 Tropfen ätherisches Lavendelöl
10 Tropfen ätherisches Minzöl
5 Tropfen ätherisches Ylang-Ylang-Öl
10 ml CBD-Öl (oder weniger)

1. Mandelöl, Vitamin-E-Öl, ätherische Öle und CBD-Öl in einer sauberen Tasse verrühren.

2. Die Fläschchen mit der Ölmischung füllen, den Roller-Applikator einstecken und den Deckel aufschrauben.

3. Auf dem Herd oder in der Mikrowelle 1 Tasse Wasser erhitzen. Die Fläschchen in das heiße (nicht kochende!) Wasser stellen und mindestens 2 Minuten im heißen Wasserbad erwärmen. Dann die Fläschchen kräftig schütteln. Innerhalb von 6 Monaten verbrauchen.

TIPP:
Ein kleiner Trichter zum Befüllen der Fläschchen ist für dieses Rezept hilfreich.

ANWENDUNG:
Das Öl an den Schläfen, hinter den Ohren und am Nacken aufrollen, um Verspannungen zu lösen.

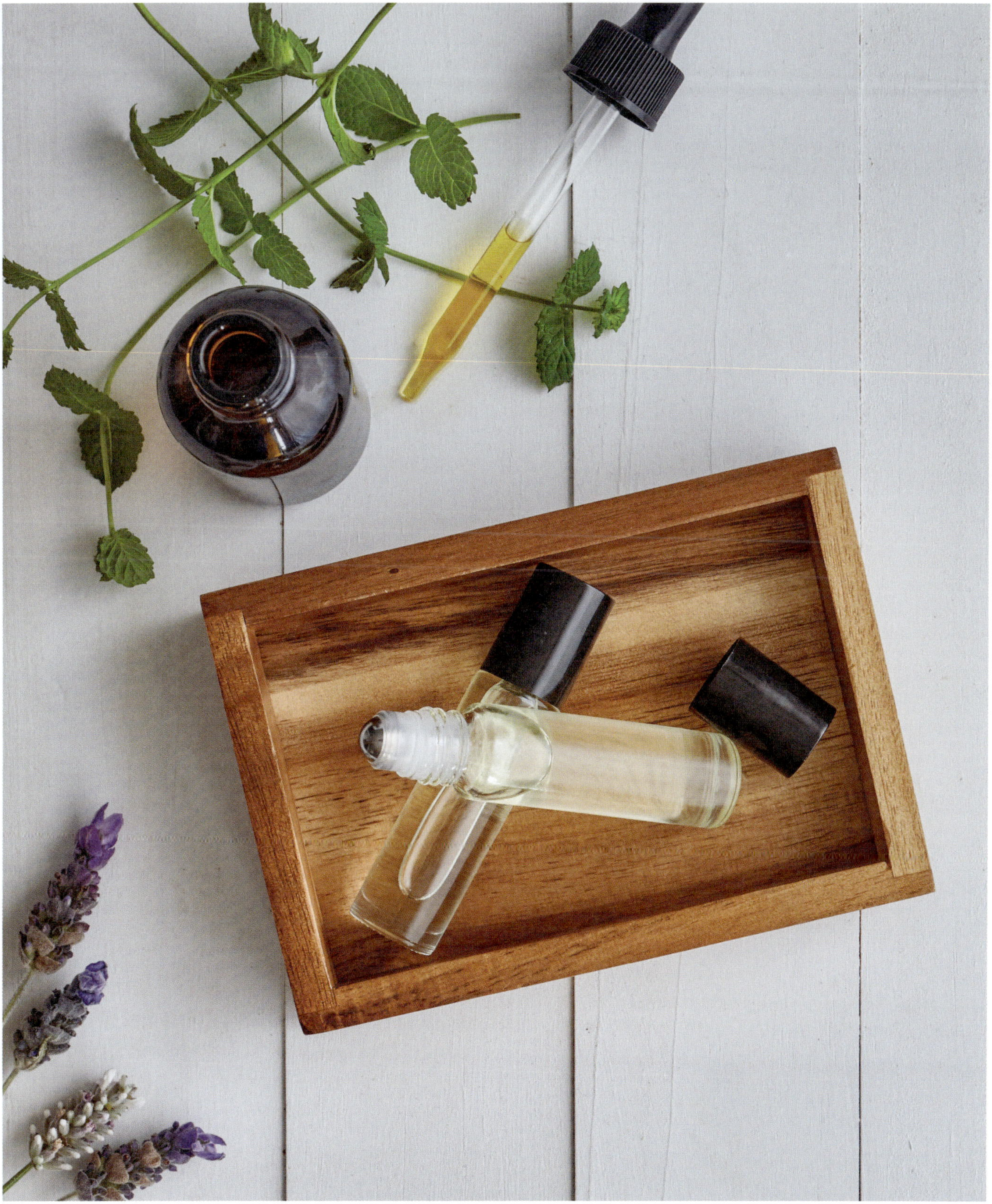

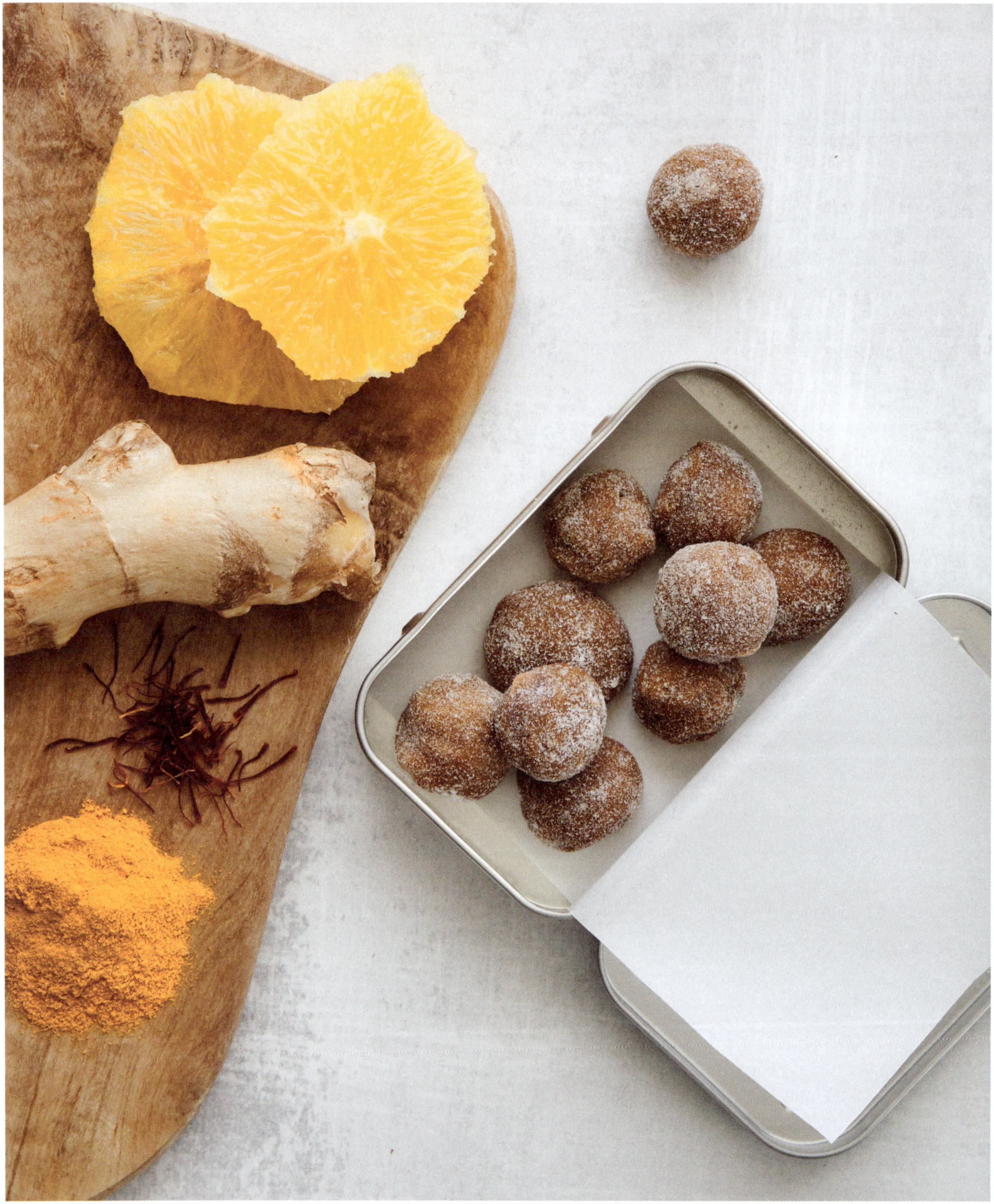

MAGENBERUHIGENDE LUTSCHPASTILLEN

Am besten, Sie haben diese Lutschtpastillen zur schnellen Linderung von Übelkeit, wie etwa bei Reisekrankheit, immer dabei. Jede Pastille enthält eine Portion CBD sowie eine großzügige Dosis Ingwer mit magenberuhigenden Eigenschaften.

ZEIT: 40 MINUTEN, PLUS 20 MINUTEN KÜHLZEIT	ERGIBT: 24 LUTSCHPASTILLEN	PORTIONEN: 24

Für den Überzug:
30 g Zucker
3 TL gemahlene Kurkuma (oder 20 Safranfäden, fein zerdrückt)

Für die Pastillen:
150 g Zucker
180 ml frisch gepresster Orangensaft (vorzugsweise Blutorangensaft)
24 Portionen CBD-Öl (aber nicht mehr als 15 ml insgesamt)
2 TL geriebener Ingwer

1. Für den Überzug Zucker und Kurkuma (oder Safran) in einer kleinen Schüssel vermischen und beiseitestellen.

2. Für die Pastillen Zucker und Orangensaft in einem kleinen Topf verrühren, ein Zuckerthermometer am Topf befestigen. Die Mischung bei schwacher bis mittlerer Hitze aufkochen. Sobald sie eine Temperatur von 149 °C erreicht hat, den Topf sofort vom Herd nehmen.

3. Die heiße Zuckermischung 1 Minute abkühlen lassen, dann CBD-Öl und Ingwer gut unterrühren. Die Mischung sollte die Konsistenz eines zähen Teigs haben.

4. Die Masse auf Backpapier oder eine Silikonmatte gießen und abkühlen lassen, bis sie handwarm ist und mit den Fingern verarbeitet werden kann, ohne dass sie anklebt. Aus der Masse rasch 24 Bällchen (à etwa 1,3 cm Ø) formen. Die fertigen Bällchen in der Zuckermischung wälzen, bis sie rundum davon umhüllt sind.

5. Ein Backblech mit Backpapier auslegen, die Pastillen darauf verteilen und 20 Minuten im Kühlschrank aushärten lassen. In einem luftdicht verschlossenen Behälter aufbewahren und innerhalb von 2 Monaten verbrauchen.

KOPFSCHMERZ-PASTILLEN

Diese Kräuterpastillen kombinieren CBD mit Gewürznelke und Weihrauch und lindern rasch die meisten Kopfschmerzen. Viele Kulturen setzen Gewürznelke seit Jahrhunderten zur Schmerzlinderung ein – sie enthält Terpene, die auch in der Cannabispflanze enthalten sind.

ZEIT: 40 MINUTEN, PLUS 20 MINUTEN KÜHLZEIT

ERGIBT: 24 PASTILLEN

PORTIONEN: 24

Für den Überzug:
30 g Puderzucker
2 TL gemahlene Kurkuma

Für die Pastillen:
120 ml Honig
120 ml Zitronensaft
Mark von ½ Vanilleschote
24 Portionen CBD-Öl (aber nicht mehr als 10 ml insgesamt)
1 TL fein gemahlener indischer Weihrauch (*Boswellia serrata*)
3 Tropfen ätherisches Nelkenöl

1. Für den Überzug Puderzucker und Kurkuma in einer kleinen Schüssel gut vermischen und beiseitestellen.

2. Für die Pastillen Honig, Zitronensaft und Vanillemark in einem kleinen Topf gut verrühren, ein Zuckerthermometer am Topf befestigen. Alles bei schwacher bis mittlerer Hitze aufkochen. Sobald die Temperatur von 149 °C erreicht ist, den Topf sofort vom Herd nehmen.

3. Die Honigmischung 1 Minute abkühlen lassen. Dann CBD-Öl, Weihrauch und Nelkenöl gut unterrühren. Die Masse sollte die Konsistenz eines zähen Teigs haben.

4. Die Masse auf Backpapier oder eine Silikonmatte gießen und abkühlen lassen, bis sie handwarm ist und mit den Fingern verarbeitet werden kann, ohne dass sie anklebt. Aus der Masse rasch 24 Bällchen (à etwa 1,3 cm Ø) formen. Die Bällchen in der Zuckermischung wälzen, sodass sie rundum davon überzogen sind.

5. Ein Backblech mit Backpapier auslegen, die Pastillen darauf verteilen und im Kühlschrank 20 Minuten aushärten lassen.

6. In einem luftdicht verschlossenen Behälter an einem kühlen Ort aufbewahren und innerhalb von 2 Monaten verbrauchen.

KIRSCHSTÄNGEL-HOLUNDERBEER-PASTILLEN

Vertreiben Sie saisonale Infekte oder lindern Sie gereizte Kehlen und Husten mit diesen Lutschpastillen. Holunderbeeren sind ideal, um das Immunsystem zu stärken.

ZEIT: 40 MINUTEN, PLUS 20 MINUTEN KÜHLZEIT

ERGIBT: 30 PASTILLEN

PORTIONEN: 30

65 g Puderzucker (für den Überzug)
1 EL geschnittene Kirschstängel (erhältlich z. B. im Internet)
250 g Zucker
45 ml Holunderbeersaftkonzentrat (oder Holunderbeersaft; erhältlich im Bioladen)
30 Portionen CBD-Öl (aber nicht mehr als 15 ml insgesamt)

1. Den Puderzucker in einer kleinen Schüssel beiseitestellen. Die Kirschstängel in stehendem, kaltem Wasser waschen. Das Wasser abgießen und wegschütten.

2. Die Kirschstängel mit 700 ml frischem Wasser in einem kleinen Topf bei mittlerer bis starker Hitze aufkochen. Kochen, bis das Wasser um etwa ein Drittel eingekocht ist. Dann durch ein Sieb in eine Schüssel gießen, die Stängel wegwerfen.

3. Die Flüssigkeit wieder in den Topf gießen, Zucker und Holunderbeersaft dazugeben. Den Zucker unter Rühren auflösen. Ein Zuckerthermometer am Topf befestigen. Alles unter ständigem Rühren bei mittlerer Hitze aufkochen. Sobald die Temperatur von 149 °C erreicht ist, den Topf sofort vom Herd nehmen.

4. Die heiße Zuckermischung 1 Minute abkühlen lassen, dann das CBD-Öl gut unterrühren. Die Masse sollte die Konsistenz eines zähen Teigs haben.

5. Die Masse auf Backpapier oder eine Silikonmatte gießen und abkühlen lassen, bis sie handwarm ist und mit den Fingern verarbeitet werden kann, ohne dass sie anklebt. Aus der Masse rasch 30 Bällchen (à etwa 2,5 cm Ø) formen. Die Pastillen im Puderzucker wälzen, sodass sie rundum davon überzogen sind.

6. Ein Backblech mit Backpapier auslegen, die Pastillen darauf verteilen und im Kühlschrank 20 Minuten aushärten lassen.

7. In einem luftdicht verschlossenen Behälter an einem kühlen Ort aufbewahren und innerhalb von 3 Monaten verbrauchen.

VANILLE-LIPPENBALSAM

Gönnen Sie sich bei rissigen, spröden Lippen rasche Linderung – und genießen Sie bei jeder Anwendung ein wenig CBD. Aromatisiert mit süßer Vanille und kühlender Minze sorgt dieser beruhigende Balsam für weiche, geschmeidige Lippen.

ZEIT: 1 STUNDE, PLUS 30 MINUTEN KÜHLZEIT	ERGIBT: 75 ML	BEHÄLTER: 2–4 STERILE LIPPENBALSAM-DÖSCHEN ODER -HÜLSEN

50 g rohes, gefiltertes Bienenwachs (Riegel oder Pellets)
1 EL Kokosöl
1 EL Reiskleieöl
½ Vanilleschote
5 ml CBD-Öl (oder weniger)
¼ TL Vitamin-E-Öl
2–3 Tropfen ätherisches Minzöl

1. Bienenwachs, Kokos- und Reiskleieöl in einem kleinen Topf über dem Wasserbad bei schwacher Hitze unter Rühren schmelzen. Die Vanilleschote dazugeben und mindestens 1 Stunde bei schwacher Hitze ziehen lassen (längeres Ziehen führt zu einem intensiveren Aroma).

2. Die Vanilleschote aus dem Topf nehmen und wegwerfen. CBD-Öl, Vitamin-E-Öl und Minzöl gut unter die Ölmischung rühren. Die Mischung sofort in die Lippenbalsambehälter gießen und 2 Minuten bei Zimmertemperatur abkühlen lassen.

3. Die Behälter verschließen und den Balsam 30 Minuten im Tiefkühlfach vollständig aushärten lassen. Der Lippenbalsam kann nun sofort verwendet oder gelagert werden. Innerhalb von 6 Monaten verbrauchen.

ANWENDUNG:

So oft Sie möchten wie jeden anderen Lippenbalsam auf die Lippen auftragen.

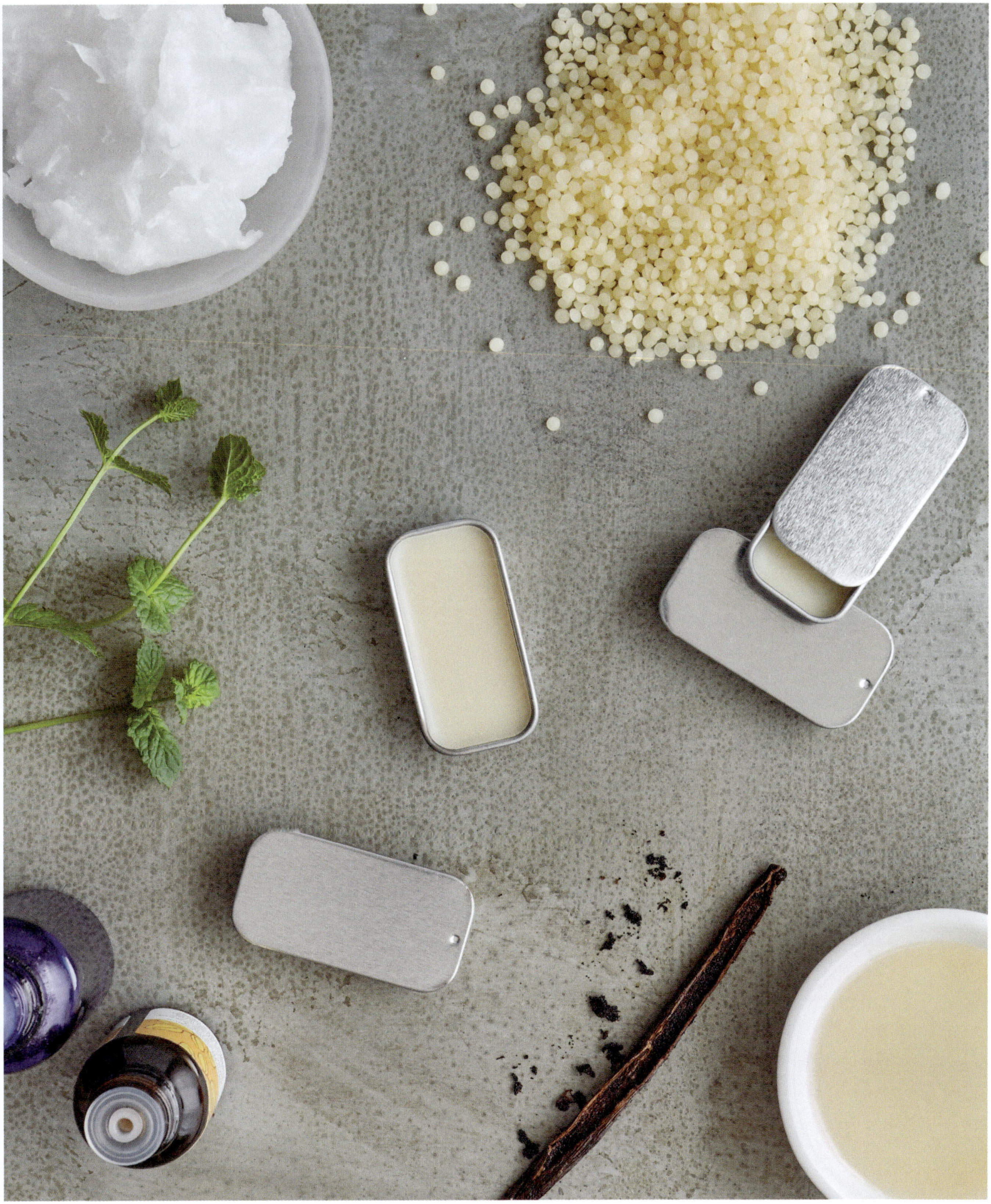

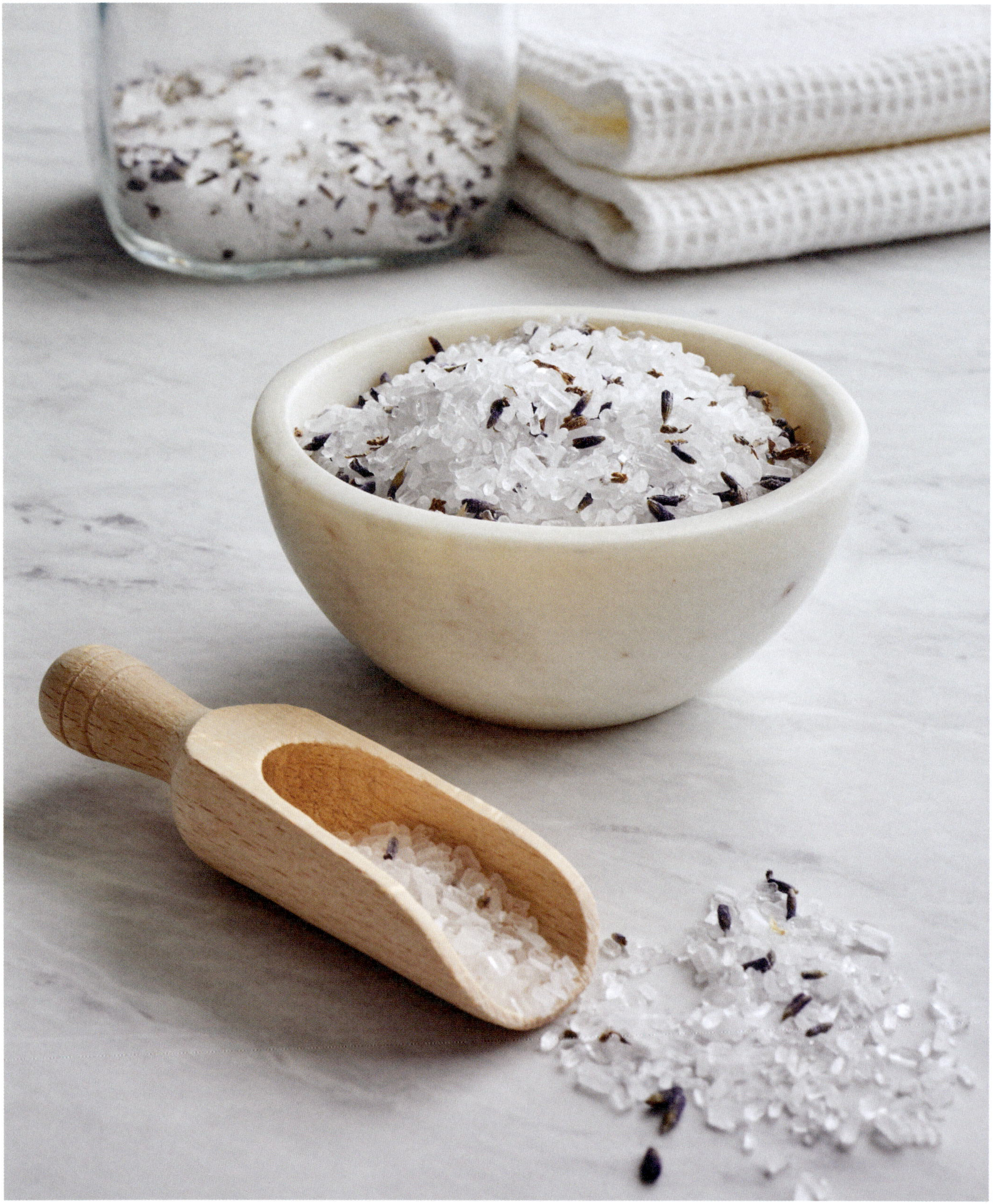

AROMATHERAPIE-BADESALZ

Dieses mit CBD und ätherischen Ölen angereicherte Badesalz macht Ihr Bad noch entspannter. Bittersalz lindert Muskelkater und ätherische Öle lösen Verspannungen. Ein oder zwei Messlöffel sollten für die gewünschte Entspannung ausreichen.

ZEIT: 5 MINUTEN	ERGIBT: 600 G	BEHÄLTER: STERILES SCHRAUBGLAS

600 g grobkörniges Bio-Bittersalz
10 ml CBD-Öl (oder weniger)
20 Tropfen ätherisches Pinienöl (oder ätherisches Fichtenöl)
15 Tropfen ätherisches Melissenöl (Zitronenmelisse)
10 Tropfen ätherisches Rosmarinöl
2 EL getrocknete Lavendelblüten
1 Beutel Silikagel (Trockenmittel; nach Belieben)

1. Das Bittersalz in ein trockenes, steriles Schraubglas füllen. Nacheinander CBD-Öl, Pinienöl, Melissenöl und Rosmarinöl dazugeben, nach jeder Zugabe gründlich mit dem Salz verrühren. Die Lavendelblüten gut untermengen.

2. Das Glas mit dem Deckel dicht verschließen. Nach Belieben zuvor Silikagel mit ins Glas geben, dies hält das Salz trocken und besser frisch. Innerhalb von 3 Monaten verbrauchen.

ANWENDUNG:

1–2 Messlöffel Badesalz in die leere Wanne geben und mit heißem Wasser auffüllen. Nachdem die Wanne zu einem Viertel gefüllt ist und sich das Badesalz aufgelöst hat, die gewünschte Wassertemperatur einstellen und die Wanne ganz füllen.

ALLHEILMITTEL-MASSAGEÖL

Auf der ganzen Welt gibt es viele volksheilkundliche Traditionen mit Cannabis. Dieses moderne CBD-Rezept ist eine Interpretation von tinkturbasierten Massageölen und zur äußerlichen Anwendung bei Muskel- und Gelenkschmerzen gedacht.

ZEIT: 10 MINUTEN, PLUS 2–4 WOCHEN ZIEHZEIT	ERGIBT: 480 ML	BEHÄLTER: STERILES GLAS ODER STERILE FLASCHE

1 Bund Minze
1 Bund Rosmarin
1 Bund Thymian (vorzugsweise Zitronenthymian)
60 g Wacholderbeeren (frisch oder getrocknet)
480 ml klarer Schnaps mit mindestens 75 Vol.-%, z. B. Tequila, Rum oder Korn
10 ml CBD-Öl (oder weniger)

1. Minze, Rosmarin, Thymian und Wacholderbeeren in ein Schraubglas füllen. Den Alkohol dazugießen und die Kräuter darin herunterdrücken, sodass der Alkohol sie gleichmäßig etwa 1 cm hoch bedeckt.

2. Das Glas dicht verschließen. Die Tinktur an einem kühlen, dunklen Ort bis zu 4 Wochen ziehen lassen, währenddesen einmal pro Woche durchschütteln.

3. Den Alkohol durch ein feines Sieb in eine Schüssel gießen, die Kräuter wegwerfen.

4. Den Alkohol zur Lagerung in Gläser oder Flaschen füllen und das CBD-Öl dazugeben. Gläser oder Flaschen gut verschließen und alles kräftig durchschütteln. Innerhalb von 6 Monaten verbrauchen.

TIPP:
Metalldeckel können rosten. Verschließen Sie die Flasche daher am besten mit Plastikkappen oder Korken.

ANWENDUNG:
Eine kleine Menge in die Hand geben und in schmerzende Muskeln oder Gelenke einmassieren. Die Flasche immer fest verschließen. Nicht auf verletzte oder entzündete Haut auftragen und von Hitze und offenen Flammen fernhalten.

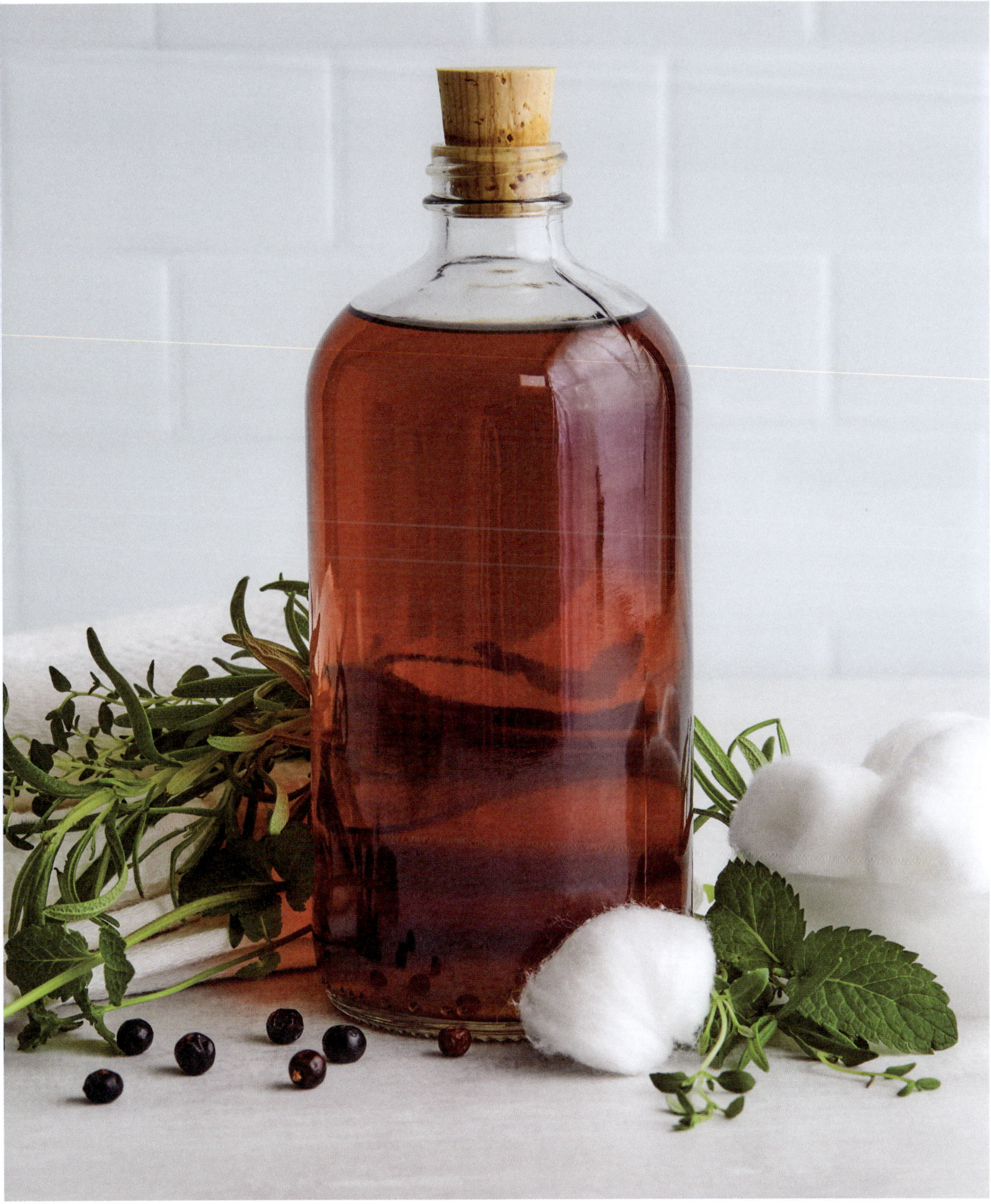

Register

D

E, F

G

H

I

K

L

M

S

T

U, V

W, Z

Die meisten Zutaten für die Herstellung der Beauty- und Wellnessrezepte erhalten Sie problemlos über Apotheken (ätherische Öle und getrocknete Kräuter in guter Qualität gibt es auch in Bioläden). Sollten Sie einmal etwas nicht vor Ort kaufen können, helfen Internet-Versender, die auf Produkte rund um Selbermachen von Kosmetik spezialisiert sind, z. B.:

www.aromaundnatur.de
www.cosmeda.de
www.jean-puetz-produkte.de
www.spinnrad.de

Über die Autorin

Dr. Rachna Patel ist eine international anerkannte Expertin auf dem Gebiet des medizinischen Cannabis. In ihren Kursen und Beratungsgesprächen vermittelt sie ein klares Verständnis dafür, was bei der Anwendung von CBD-Produkten zu erwarten ist, und beseitigt gleichzeitig die Bedenken, die Menschen hinsichtlich der Behandlung mit CBD haben. Sie hat Menschen aus vielen Ländern dabei geholfen, mit einer Vielzahl von Erkrankungen umzugehen, darunter Angst- und Unruhezustände, chronische Schmerzen, Schlaflosigkeit und vieles mehr.

Dr. Patel hat an der Northwestern University (Illinois) sowie an der Touro University (Kalifornien) Medizin studiert. Während ihrer Weiterbildung zur Notärztin erkannte sie die Mängel bei der Schmerzlinderung in der konventionellen Medizin und wagte sich in den Bereich des medizinischen Cannabis. Schließlich eröffnete sie eine eigene Praxis, in der sie eine qualitativ hochwertige Betreuung anbietet, die es in diesem Bereich bisher so nicht gab.

Dr. Patels Kenntnisse über CBD machten sie zu einer der führenden Mediziner in ihrem Fachgebiet. Sie wurde in über 200 Podcasts interviewt und hat weltweit öffentliche Bühnen betreten, um das Bewusstsein für CBD zu verbreiten, und wird in entsprechenden Artikeln und Netzwerken erwähnt. Nehmen Sie Kontakt zu ihr auf, finden Sie hilfreiche Artikel, Online-Programme und mehr auf www.drrachnapatel.com.

Danksagungen

In diesem Buch ist nicht genug Platz, um jedem, der mich unterstützt hat, von ganzem Herzen zu danken. Einige waren schon immer da. Andere traf ich zufällig auf meinem Weg. Unabhängig davon hat jeder einzelne von Ihnen mein Leben auf eine Weise berührt, die mich dazu bewog, das Leben von Millionen Menschen zu verändern. Und da sind wir heute. Vielen Dank.

Zu den Rezepten

Alle Rezepte wurden von **Sandra Hinchliffe,** einer Kräuterkennerin, Allergie-Expertin und Autorin aus Del Norte County, Kalifornien, entwickelt. Sie ist die Gründerin von www.posyandkettle.com, einer Seite über Kräuterheilkunde, auf der sie unter anderem ihre Rezepte veröffentlicht. Zu ihren Büchern gehören *The Cannabis Spa* und *Home and High Tea.*